Haible-Baer • Kirsch

Alles nach Plan

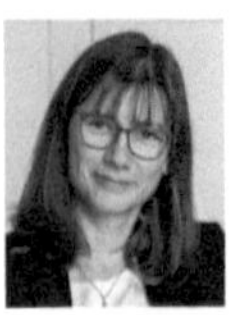

Dr. Nina Haible-Baer ist als Lehrtherapeutin am Fachbereich für Psychologie der Goethe Universität Frankfurt und in eigener Praxis tätig.

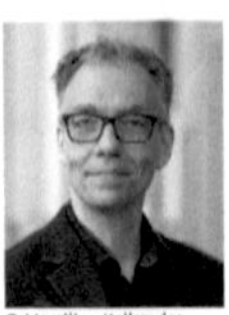

Prof. Dr. Peter Kirsch ist Leiter der Abteilung Klinische Psychologie am Zentralinstitut für Seelische Gesundheit in Mannheim.

Nina Haible-Baer • Peter Kirsch

Alles nach Plan

ADHS im Erwachsenenalter meistern

Mit Online-Materialien

2., überarbeitete Auflage

BELTZ

Dr. Nina Haible-Baer
Goethe-Universität Frankfurt
Lehrambulanz am Zentrum für Psychotherapie
Varrentrappstr. 40–42
60486 Frankfurt am Main
E-Mail: haible-baer@zpt-gu.de

Prof. Dr. Peter Kirsch
Zentralinstitut für Seelische Gesundheit
J5
68159 Mannheim
E-Mail: peter.kirsch@zi-mannheim.de

FSC www.fsc.org MIX Papier | Fördert gute Waldnutzung FSC® C089473

Dieses Buch ist erhältlich als:
ISBN 978-3-621-28907-8 Print
ISBN 978-3-621-28908-5 E-Book (EPUB)
ISBN 978-3-621-29046-3 (PDF)

2., überarbeitete Auflage 2023

Verlagsgruppe Beltz
Werderstraße 10, 69469 Weinheim
service@beltz.de

Lektorat: Karin Ohms
Umschlagbild: © getty images / Westend61
Herstellung: Sonja Droste
Satz: WMTP Wendt-Media Text-Processing GmbH, Birkenau
Gesamtherstellung: Beltz Grafische Betriebe, Bad Langensalza
Beltz Grafische Betriebe ist ein klimaneutrales Unternehmen (ID 15985-2104-1001).
Printed in Germany

Weitere Informationen zu unseren Autor:innen und Titeln finden Sie unter:
www.beltz.de

Inhaltsübersicht

Inhalt

Anhang

Vorwort

Noch ein Buch zu ADHS? Reiten wir hier auf einer Modewelle? Handelt es sich hier nicht um eine erfundene Krankheit, wie es derzeit in der öffentlichen Diskussion immer wieder behauptet wird? Und dann auch noch ADHS im Erwachsenenalter, jetzt gibt es also nicht nur unerzogene Kinder, sondern auch unerzogene Erwachsene, die nur eine Ausrede suchen für ihre Probleme am Arbeitsplatz oder im Leben allgemein?

Dieses Buch ist ein Statement *gegen* diese Stimmungen. Weil diejenigen, die wie wir im klinischen Alltag mit Menschen zu tun haben, die unter ADHS leiden, deren Probleme nicht einfach abtun können. Weil wir die damit einhergehende Abwertung und Stigmatisierung nicht akzeptieren wollen. Es ist ein Buch für diese Menschen, weil wir wissen, dass sie oft ganz viel versuchen, um ihr Leben in den Griff zu bekommen oder in der Bahn zu halten.

Als wir vor vielen Jahren anfingen, uns mit der Entwicklung von verhaltenstherapeutischen Interventionen für Erwachsene mit ADHS zu befassen, haben wir etliche Betroffene kennengelernt. So haben wir Selbsthilfegruppen besucht und uns intensiv mit den Menschen unterhalten, die in ihrem Alltag immer wieder mit Unkonzentriertheit, Vergesslichkeit, Impulshaftigkeit und emotionaler Instabilität zu kämpfen haben. Und wir haben von diesen Menschen viel gelernt. Das Wichtigste, was wir gelernt haben, ist, dass es ein großes Interesse bei vielen von ihnen gibt, ihre Probleme besser verstehen und bewältigen zu können. An diese Menschen und ihre Angehörigen richtet sich unser Buch. Es soll Mut machen, sich mit seiner Andersartigkeit auseinanderzusetzen, sie besser zu verstehen und Ideen zu bekommen, wie man ihr im Alltag begegnen kann. Natürlich ist es kein Wundermittel, nicht alle Probleme, die mit ADHS einhergehen, lassen sich in Selbsthilfe bewältigen. Aber wir hoffen, dass das Buch für viele ein Einstieg ist in die Auseinandersetzung mit Ansätzen, die ihnen helfen können.

Und für Angehörige mag es ein Buch sein, das ihnen hilft, besser zu verstehen, woher manche Probleme mit denen sie kämpfen müssen, kommen. Und natürlich auch, Ideen zu entwickeln, wie sie ihren betroffenen Angehörigen helfen können, die Symptome in den Griff zu bekommen.

Wenn uns dies bei einigen von Ihnen, liebe Leserinnen und Leser, gelingt, dann hat dieses Buch seinen Zweck erfüllt. Wir wünschen Ihnen viel Vergnügen beim Lesen, die eine oder andere Inspiration und viel Erfolg bei der Auseinandersetzung mit Ihrer ADHS-Problematik.

Frankfurt und Mannheim,
im Frühjahr 2023

Nina Haible-Baer
und Peter Kirsch

Bedienungsanleitung

In diesem Buch wollen wir den Lesern einen Überblick über ADHS geben und Betroffene anleiten, neue Wege zu gehen, um die eigenen Probleme zu meistern. Ganz bewusst haben wir auf allzu wissenschaftliche Ausführungen verzichtet und uns auf bestimmte Themen konzentriert. Nämlich genau auf die Themen und Fragen, die wir in unserer praktischen Arbeit immer wieder von Betroffenen gestellt bekommen. Aus demselben Grund haben wir auch immer wieder Kästen aufgenommen, die »Aus der Praxis« heißen. Wer eine tiefgehende wissenschaftliche Abhandlung erwartet, wird von diesem Buch wohl eher enttäuscht sein. Im Literaturverzeichnis haben wir aber einige Publikationen zusammengestellt, auf denen die Aussagen dieses Buches fußen oder die eine gute weitere Lektüre für Interessierte bieten.

Selbsthilfe. Den größten Raum nimmt in diesem Buch der Selbsthilfeteil ein. Sicherlich hilft es schon, wenn man mehr über seine Probleme weiß. Sie können dieses Buch also zur Information lesen.

Übungen. Darüber hinaus geben wir Ihnen in diesem Buch auch Nachdenkaufgaben und Übungen, wie sie zum Teil auch in einer verhaltenstherapeutischen Behandlung vorkommen könnten. Dieses Buch ersetzt keine Therapie, aber es kann ein Anfang sein auf dem Weg zur Veränderung. Leider gibt es auf diesem Weg keine Abkürzungen. Hier gilt, wie bei so vielen Dingen im Leben, »der Weg ist das Ziel« und »auch eine Reise von 1.000 Meilen beginnt mit dem ersten Schritt«.

Vielleicht entscheiden Sie sich, den Übungsteil durchzuführen. Wenn dies so ist, so bitten wir Sie, die Übungen regelmäßig und gewissenhaft auszuführen. Die volle Wirksamkeit kann sich nur entfalten, wenn die Übungen wie vorgesehen durchgeführt werden. Vergleichbar etwa damit, dass man auch nicht von Kopf bis Fuß gewaschen ist, wenn man nur den Zeh ins Wasser steckt. Darüber zu lesen, dass man etwas üben sollte, verändert den Alltag nicht ausreichend. Wenn Sie also etwas verändern wollen, geben Sie sich die Chance und versuchen es von Anfang bis Ende. Sie können dabei gerne im Buch hin und her springen. Bedenken Sie jedoch, dass im Selbsthilfeteil zwei Abschnitte aufeinander aufbauen (Abschn. 3.1 und 3.2), diese bitte nicht in umgekehrter Reihenfolge machen.

Die Arbeitsblätter, die in diesem Buch abgebildet sind, können Sie sich auch über die Verlagshomepage (www.beltz.de) herunterladen und ausdrucken. Eine genaue Anleitung dafür finden Sie auf S. 203.

Glossar. Einige Fachbegriffe haben wir in einem Glossar erklärt. Im Buch sind diese Begriffe mit einem Pfeil → gekennzeichnet.

1 ADHS verstehen

ADHS ist so richtig in Mode gekommen. Lange gab es das nur für Kinder, seit längerem jetzt aber auch für Erwachsene. Wie kommt das eigentlich? Nun, zu allererst liegt das daran, dass auch Kinder mit ADHS erwachsen werden. Und leider nicht, sozusagen als Geschenk zum 18. Geburtstag, alle ihre Probleme los sind. Und es liegt daran, dass wir heute viel mehr über ADHS wissen. Zum Beispiel wissen wir, dass ADHS eine hohe Erblichkeit hat. Und da auch Kinder mit ADHS Eltern haben, ist es naheliegend, dass viele dieser Eltern auch betroffen sind. Viele Eltern erkennen in den Schwierigkeiten und Verhaltensweisen ihrer Kinder ihre eigenen Kindheitsprobleme wieder. Manche holen ihre alten Grundschul-Zeugnisse hervor und entdecken darin so manche treffende Beschreibung der Symptomatik, die bei ihren Kindern als ADHS diagnostiziert wurde. Und so ist es nicht erstaunlich, dass heute viele Erwachsene auch eine ADHS-Diagnose erhalten, die als Kind nicht entdeckt wurde, weil eben so viel weniger über ADHS bekannt war.

Was ist aber eigentlich ADHS? Bei der ADHS handelt es sich um die **A**ufmerksamkeits**d**efizit- / **H**yperaktivitäts**s**törung. Diese Beschreibung wurde zunächst im englischen Sprachraum verwendet, während man im deutschen Sprachraum lange den Begriff des hyperkinetischen Syndroms (HKS) verwendet hat. Im Englischen spricht man von Attention Deficit- /Hyperactivity Disorder (ADHD oder manchmal auch ADD [Attention Deficit Disorder]). Hier bei uns gibt es mehrere gängige Bezeichnungen und Schreibweisen, die aber alle für dasselbe Problembild verwendet werden. Neben dem bereits genannten Begriff der Aufmerksamkeitsdefizit- / Hyperaktivitätsstörung findet man die Aufmerksamkeitsdefizitstörung ADS und die HKS, also die Hyperkinetische Störung. Die Begriffe ADS und HKS haben den Nachteil, dass sie immer nur einen Aspekt des Problems betonen, weswegen wir hier eben den Begriff Aufmerksamkeitsdefizit- / Hyperaktivitätsstörung oder kurz ADHS verwenden möchten. Natürlich kann ADHS mit mehr oder weniger Hyperaktivität, also motorischer Unruhe, einhergehen (s. auch Abschn. 1.1). Um zu verdeutlichen, dass wir aber von einer einheitlichen Störung ausgehen, wollen wir für alle Formen den Begriff ADHS verwenden, wohl wissend, dass vielleicht einige Betroffene kaum unter motorischer Unruhe leiden.

Auch wenn ADHS also eine Erkrankung ist, die im Kindesalter beginnt, sich aber bis ins Erwachsenenalter fortsetzen kann, ergibt es Sinn, die Erscheinungsform im Erwachsenenalter gesondert zu betrachten. Die menschliche Entwicklung, gerade im Jugendalter, ist mit einer Vielzahl von Reifungsprozessen, auch des Gehirns, verbunden. So verändert sich ganz natürlich die ADHS-Symptomatik, aber auch die Fähigkeit, mit dieser umzugehen, bei den Erwachsenen im Vergleich zur Kindheit. Im Abschnitt 1.1 wollen wir daher beschreiben, wie sich typischerweise ADHS im Erwachsenenalter darstellt.

Beispiel • Aus der Sprechstunde

Paul

Hier können Sie erfahren, wie wir Paul, 27, Student im 6. Semester, kennenlernten und welchen therapeutischen Weg er gegangen ist.

Aktuelle Beschwerden. Im Studium fällt es Paul sehr schwer, den Vorlesungen zu folgen. Zu Hause (er wohnt in einer Studierenden-WG) schafft er es meist nicht, sich den Stoff anzueignen. Er sagt, ihm fehle die Zeit und die Selbstdisziplin. Er verzettele sich schnell in Details. Ihm fehle dann der Überblick über die Materie und er könne Wichtiges nicht von Unwichtigem trennen. Das gehe ihm auch in anderen Bereichen so. Mit einer Lerngruppe sei ihm das Lernen nicht ganz so schwergefallen. Mit den anderen im Gespräch sei er oft auf die Lösungen gekommen. Bei der Klausur sei er jedoch durchgefallen. Generell bereiten ihm Klausuren Schwierigkeiten, er gehe zu unstrukturiert vor und komme mit der Zeiteinteilung nicht hin. Er habe bei weitem nicht alle Scheine, die man in seinem Semester haben sollte. Da er sich sein Studium selbst finanzieren müsse, arbeite er nebenher in der Spätschicht. Bei der Arbeit sei er auch häufig Details gegenüber vergesslich und führe Aufgaben nicht immer wie aufgetragen zu Ende. Körperlich und psychisch fühle er sich sehr belastet, energielos und häufig niedergeschlagen, da er seine eigenen Ziele nicht zu seiner Zufriedenheit erreiche. Manchmal glaube er, zu dumm für das Studium zu sein. Eigentlich sei der Stoff nicht so schwierig, aber er könne sich nicht einfach hinsetzen und ihn in die Form bringen, in der man ihn auch behalten kann.

Vorgeschichte. Paul ist das dritte von fünf Kindern und war schon immer ein sehr lebhaftes Kind. Er erinnert sich, als Junge immer aktiv gewesen zu sein, sich häufig mit den Geschwistern und anderen gebalgt zu haben. Leider habe er nicht immer gewusst, wann man aufhören muss bzw. dass man sich nicht mit jedem anlegen sollte. Hausaufgaben habe er nur selten gemacht, an Regeln habe er sich oft nicht gehalten. Er konnte nicht stillsitzen und es wurde ihm sehr schnell langweilig. Die Mutter und die Lehrerinnen haben ihn sehr oft ermahnen müssen. In der Grundschule sei er einmal sitzengeblieben. Während der gesamten Schulzeit sei es ihm schwergefallen, aufmerksam zu sein und sich länger zu konzentrieren. Er sei oft abgeschweift oder motorisch unruhig gewesen. Er sei auch bald als der Klassenclown bekannt gewesen, weil er oft Dinge witzig kommentiert habe und seine Gedanken nicht für sich behalten konnte. Er fing erst sehr spät an zu lesen und könne dies bis heute nicht sehr gut. In Mathe hatte er keine Probleme, für Technisches konnte er sich immer schon begeistern. Er habe oft versucht, Dinge zu bauen. Die Realschule hat er mit mäßigem Erfolg abgeschlossen. Oft habe er erst kurz vor einer Klausur angefangen zu lernen. Nach der

Schule habe er zunächst nicht so recht gewusst, was er mit seinem Leben machen wolle. Er habe dann etwas gejobbt und etwa ein Jahr nach dem Schulabschluss eine Ausbildung zum Mechatroniker angefangen. In dieser Zeit sei es ihm weiterhin schwergefallen, konzentriert zu arbeiten. Sein Meister habe oft zu ihm gesagt, »was man nicht im Kopf hat, hat man in den Beinen«, obwohl er ja was im Kopf habe, er solle es halt öfter benutzen. Die Berufsschultage seien für ihn eine Qual gewesen. Trotzdem habe er recht ansehnliche Erfolge gehabt. Sein Chef sei beeindruckt gewesen, wie sehr er sich in manchen Gebieten eingearbeitet hätte. Auch die Berufsschullehrer sagten, dass er eigentlich mehr könne, als er zeige. Er habe sich dann entschlossen, nach der Ausbildung ein Studium zu beginnen.

Was andere über Paul sagen. Seine Mutter füllte einen Fragebogen über die kindliche Symptomatik aus, welche in ADHS-typischem Ausmaß und diagnostisch ausreichend existierte. Er zeigte Zeugnisse aus der Grundschulzeit, die Sätze wie »Kann sich noch nicht länger auf eine Sache konzentrieren«, »Er sollte mehr Energie auf die schulischen Inhalte verwenden«, »Still zu sitzen und zuzuhören gelingt ihm nicht immer« usw. enthalten. Seine Freundin beschreibt im Gespräch und über Fragebögen ebenfalls eindeutige ADHS-Symptome. Sie bemerkt, dass auch die Beziehung durch die hohe Vergesslichkeit bzw. Unstrukturiertheit leide. So komme er ständig zu spät, würde oft Dinge vergessen, sie müsse ihn häufig erinnern und er platze immer mit seinen Gedanken heraus. Bei Streitigkeiten sei er oftmals verletzend und heftig in seiner Ausdrucksweise, später tue es ihm dann leid.

Diagnose. ADHS des Mischtyps

Psychotherapie. Paul durchlief eine psychotherapeutische Gruppenbehandlung. Er konnte sich eine deutliche Verbesserung des Selbst- und Zeitmanagements und somit eine Verbesserung des Lernverhaltens erarbeiten. Mithilfe von Impulskontrollstrategien schaffte er es, zu einem strukturierteren

Vorgehen und verbessertem Arbeitsverhalten zu finden. Mit der Behandlung und den neuen Strategien aus der Gruppenbehandlung schaffte er es, zügig weiter zu studieren. Bei einem neuen Nebenjob (nur tagsüber) hat er sehr gute Rückmeldungen bekommen. Das Schreiben der Masterarbeit und das anschließende Lernen für die Abschlussprüfung sei ihm zwar schwergefallen, aber er habe sich durchgebissen. Er sagte danach: »Ich habe inzwischen für mich einen Rhythmus gefunden, der funktioniert. Ich habe zwar gemerkt, dass ich extrem aufpassen muss, meinen Arbeitsplan auch wirklich einzuhalten aber ich habe es gepackt. Bei anderen ist es im Endspurt auch nicht einfach, aber mit der Lerngruppe hat es sogar manchmal Spaß gemacht und wir sind alle durchgekommen.«

Anna

Anna, 42, kommt in die Sprechstunde, da bei ihrem jüngeren Sohn ADHS diagnostiziert wurde und sie gehört hat, dass es eine hohe Erblichkeitsrate bei ADHS gäbe.

Aktuelle Beschwerden. Anna kommt völlig gestresst in die Sprechstunde. Sie erzählt, sehr gehetzt zu sein, da sie vor dem Termin noch ihre zwei Kinder (9 und 11 Jahre) zu Freunden habe bringen müssen und sie sich dann auch noch verfahren habe. Generell erzählt sie, laufe in ihrem Leben nichts langsam und überlegt. Ständig hetze sie Terminen hinterher und verzettele sich in Aufgaben. Sie bringe Dinge nicht zu Ende und sei im Denken und Tun sprunghaft. Dadurch habe sie oft das Gefühl, nicht so gut zu sein wie andere und immer nur hinter sich selbst herzuräumen. Nicht nur beim Ordnung-Halten sei das so, auch bei der Erledigung von Papierkram, Besorgungen, Geschenken für Familie und Freunde. Sie schildert, immer wieder heftige Gefühle zu erleben, die sie in dem Moment nur schwer zügeln könne. In solchen Momenten sei sie oft ungerecht den Kindern gegenüber. Zum Glück seien die »Schlechte Laune«-Phasen auch schnell wieder vorbei. Ihr Mann würde sich oft über sie amüsieren, wenn sie sich wieder völlig aufrege, hineinsteigere und rummotze. Wenn sie ihm vorwerfe, sie nicht ernst zu nehmen, sage er: »Ach, gleich hast du dich wieder abgeregt und dann können wir zusammen drüber lachen.« Abends sei sie oft völlig fertig und würde am liebsten früh schlafen gehen. Dies gelinge ihr aber nicht, da sie einfach nicht zu Ruhe käme und ihr immer wieder Gedanken in den Sinn kämen, denen sie direkt nachgehen wolle, bevor sie wieder vergessen wären.

Vorgeschichte. Anna ist mit einer jüngeren Schwester in einer kleinen Stadt aufgewachsen. Ihre Kindheit beschreibt sie als »normal«. Die Eltern seien liebevoll gewesen und hätten den Kindern viele Freiheiten gelassen. Nur mit den Zeiten, wann sie nach dem Spielen / der Schule wieder zu Hause sein sollte, hätten sie es sehr genau genommen. Schon damals habe sie angefangen, anstatt zu Fuß zu gehen ständig zu rennen, damit sie nicht zu spät komme. Sie sei ein eher ruhiges Kind gewesen. Wenn sie sich für etwas interessiert habe, dann sei sie da völlig eingetaucht und habe darüber alles um sich herum vergessen. Oft habe sie »Gedankenreisen« gemacht. So habe ihre Familie es immer bezeichnet, wenn sie einfach nur dasaß und ihren Gedanken nachging. Hausaufgaben habe sie ungern gemacht und musste oft ermahnt werden, bei der Sache zu bleiben. Auch in der Schulzeit sei es immer wieder Thema gewesen, dass sie abgeschweift und verträumt war. Sie habe die Realschule abgeschlossen und danach eine Ausbildung als Einzelhandelskauffrau gemacht. Sie habe dann jahrelang in diversen Stellen gearbeitet und sei mit ihrem späteren Mann mehrfach umgezogen. Seitdem die Kinder auf der Welt seien, habe sie gelegentlich noch gejobbt. Ihr Mann habe sich vor Jahren selbstständig gemacht und sie helfe ihm nun bei dem Papierkram. Zeit für sich habe sie kaum.

Was andere über Anna sagen. Annas Eltern leben nicht mehr. Eine Befragung der Eltern über ihre Kindheit ist also nicht möglich. Sie legt Grundschulzeugnisse vor, aus denen die Träumereien und die mangelnde Aufmerksamkeit ablesbar sind. Der Ehemann konnte über Fragebogen und ein persönliches Gespräch ADHS-Symptome berichten. Vor allem die Gefühlsschwankungen, aber auch der chaotische Arbeitsstil fielen ihm auf. Auch die Tatsache, dass sie immer gehetzt sei und abends nicht zur Ruhe komme, bereiten ihm Sorgen, da er glaube, dass es wichtig sei, einmal zur Ruhe zu kommen.

Diagnose. ADHS des Mischtyps

Psychotherapie. Anna nahm an einem ADHS-Training teil und nahm im Anschluss einige psychotherapeutische Einzelgespräche in Anspruch. Sie lernte ein verbessertes Selbst- und Zeitmanagement, sodass sie nicht mehr so gehetzt war. Zudem strukturierte sie ihren Alltag besser und arbeitete sich mit To-do-Listen und Wochenplänen durch den Alltag. Checklisten halfen ihr, planvoll vorzugehen und nichts mehr zu vergessen. Mithilfe des Stopp-Prinzips aus dem Training lernte sie, ihre Gefühlswallungen besser zu kontrollieren. Neben den vielen Pflichten suchte sie sich einen persönlichen Ausgleich und fing an, regelmäßig an einer Frauen-Laufgruppe teilzunehmen.

1.1 Wie zeigt sich ADHS bei Erwachsenen?

Natürlich zeigen die wenigsten ADHS-Betroffenen als Erwachsene noch das gleiche Verhalten wie als Kinder. Die wenigsten klettern noch über Tische oder springen unvermittelt in einem Gespräch auf. Trotzdem erleben viele eine innere Unruhe und Getriebenheit und die Aufmerksamkeitsprobleme ändern sich meist auch nicht grundlegend. Deswegen ist es für Außenstehende manchmal schwer zu erkennen, dass eine Störung vorliegt. Viele Betroffene erleben deshalb in ihrem Alltag Unverständnis oder sogar Ablehnung. Einige berichten, dass ihnen gesagt wird, sie sollten sich mal zusammenreißen, mal einen Gang runter schalten oder gefälligst besser zuhören bzw. aufpassen. Aber genau das können die Betroffenen eben gerade nicht so einfach, wenn sie unter ADHS leiden.

ADHS ist eine Störung, bei der mehrere Symptome zusammenkommen müssen, für die es keine bessere Erklärung gibt als das Vorliegen der Störung selbst. Durch die Menge an Einzelsymptomen gibt es auch sehr viele unterschiedliche Kombinationsmöglichkeiten für diese Symptome. Deshalb können sich zwei Menschen mit ADHS auch deutlich voneinander unterscheiden und trotzdem an derselben Störung leiden. Jeder Betroffene hat seine eigene Symptomkombination. Jedes Einzelsymptom kann verschieden schwer ausgeprägt sein, sodass es sehr viele individuell unterschiedliche Formen der ADHS bei Erwachsenen gibt.

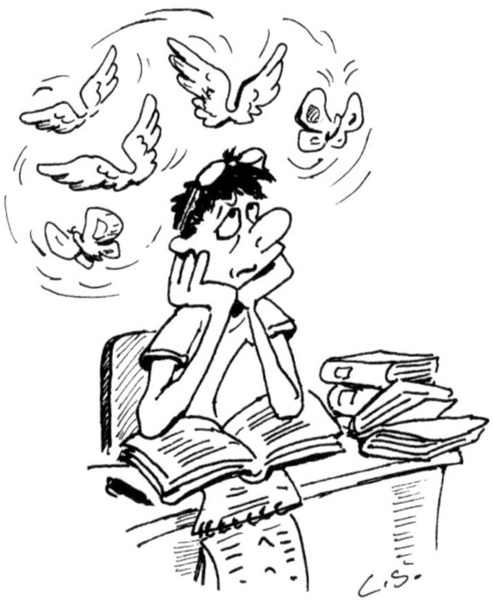

Hauptsymptome
Alle Probleme, die mit einer ADHS auftreten können, lassen sich verschiedenen Bereichen zuordnen. Die Hauptbereiche sind die **Unaufmerksamkeit**, die **Hyperaktivität** und die **Impulsivität**. Diese drei Symptomgruppen (zusätzlich zu den allgemeinen Kriterien) werden auch von Fachpersonen betrachtet, wenn sie eine Diagnose von ADHS stellen. Die Diagnose kann dann gestellt werden, wenn aus diesen drei Symptomgruppen bestimmte Merkmale vor-

handen sind. Die Merkmale sind in sogenannten diagnostischen Klassifikationssystemen aufgeführt (s. a. Abschn. 1.5). Dabei unterscheidet man vor allem zwei Systeme. Das international gebräuchlichste in das sogenannte → DSM Diagnostisches und Statistisches Manual Psychischer Störungen, das von der amerikanischen Psychiater-Vereinigung (APA) herausgeben wird. In Deutschland wird auch oft das → ICD International Classification of Diseases von der Weltgesundheitsorganisation genutzt. Dieses ist das vorgeschriebene Instrument zur Abrechnung mit den Krankenkassen. Im Bereich der ADHS unterscheiden sich die Beschreibungen der Störung ein wenig, sind jedoch durchaus vergleichbar. Die Unterschiede haben wir genauer in Abschnitt 1.5 beschrieben.

In Tabelle 1 haben wir die diagnostischen Merkmale, wie sie in DSM-5 und ICD-10 / 11 formuliert sind, zusammengefasst und sie daneben um typische Symptome, wie sie im Erwachsenenalter vorkommen, ergänzt.

Tabelle 1 ADHS-Symptome bei Kindern und Erwachsenen

Diagnostische Kriterien nach DSM und ICD für Kinder		Typische Symptome im Erwachsenenalter
(A) Aufmerksamkeitsstörung		
(1)	Beachtet häufig Einzelheiten nicht oder macht Flüchtigkeitsfehler bei den Schularbeiten, bei der Arbeit oder bei anderen Tätigkeiten	Schwierigkeiten beim Aufnehmen und Ausführen von Arbeitsanweisungen. Unvollständige Handlungsausführung, z. B. werden Teile einer Aufgabe nicht erledigt, weil entweder die Hälfte der Anweisung vergessen wurde oder bei der Ausführung Teile nicht mehr erinnert werden

Tabelle 1 ADHS-Symptome bei Kindern und Erwachsenen (Fortsetzung)

Diagnostische Kriterien nach DSM und ICD für Kinder		Typische Symptome im Erwachsenenalter
(2)	Hat oft Schwierigkeiten, längere Zeit die Aufmerksamkeit bei Aufgaben oder beim Spielen aufrechtzuerhalten	Erhöhte Ablenkbarkeit bei Routinetätigkeiten oder im Straßenverkehr. Probleme bei Aufgaben, die eine lange Ausführungsspanne benötigen oder komplexe Handlungsabfolgen beinhalten
(3)	Scheint häufig nicht zuzuhören, wenn andere ihn / sie ansprechen	Probleme, Gesprächen adäquat zu folgen und Gesagtes zu verarbeiten und zu erinnern. Betroffene scheinen z. B. nicht zuzuhören oder senden verwirrende nonverbale Signale. Sie schweifen gedanklich ab und »verträumen« weitere Gesprächsinhalte
(4)	Führt häufig Anweisungen anderer nicht vollständig durch und kann Schularbeiten, andere Arbeiten oder Pflichten am Arbeitsplatz nicht zu Ende bringen	Aufnehmen neuer Tätigkeit vor dem Abschluss der aktuell ausgeführten. Gefühl der Überforderung bei komplexen Arbeitsanweisungen
(5)	Hat häufig Schwierigkeiten, Aufgaben und Aktivitäten zu organisieren	Schwierigkeit beim Planen von Handlungsabläufen, beim Organisieren von Tätigkeiten und der Unterscheidung von wichtigen und unwichtigen Aspekten. Manche Betroffenen planen gar nicht und verzetteln sich auf dem Weg der Ausführung, andere versuchen zu planen und »verlieren sich« dabei

Tabelle 1 ADHS-Symptome bei Kindern und Erwachsenen (Fortsetzung)

Diagnostische Kriterien nach DSM und ICD für Kinder		Typische Symptome im Erwachsenenalter
(6)	Vermeidet häufig oder hat eine Abneigung gegen oder beschäftigt sich häufig nur widerwillig mit Aufgaben, die länger dauernde geistige Anstrengungen erfordern	Vermeidungsverhalten bei geistig anstrengenden Aufgaben. Gefühl der Überforderung. Oft ausgeprägtes »Vor-sich-her-Schieben« (Prokrastination)
(7)	Verliert häufig Gegenstände, die für Aufgaben oder Aktivitäten benötigt werden	Regelmäßiges Verlegen und Vergessen von benötigten Gegenständen, wie etwa Arbeitsmaterialien, Schlüssel, Brille oder auch z. B., wo das Auto geparkt wurde.
(8)	Lässt sich oft durch äußere Reize leicht ablenken	Häufiger Wechsel des Aufmerksamkeitsfokus. Externe und interne Reize können zu einem Wechsel des Aufmerksamkeitsfokus führen
(9)	Ist bei Alltagstätigkeiten häufig vergesslich	Oftmals inadäquate Automatismen, die nicht zu zielführenden Handlungen führen. Fehlender Überblick über Gesamtbild, sodass Teile ungetan und unbedacht bleiben. Gefühl des Kontrollverlustes wegen kleinster Änderungen
(B) Hyperaktivität		
(1)	Zappelt häufig mit Händen oder Füßen oder rutscht auf dem Stuhl herum	Motorische Unruhe, viele Positionswechsel, Nesteln, Wippen der Füße, Trommeln der Finger

Tabelle 1 ADHS-Symptome bei Kindern und Erwachsenen (Fortsetzung)

Diagnostische Kriterien nach DSM und ICD für Kinder		Typische Symptome im Erwachsenenalter
(2)	Steht in der Klasse häufig auf oder in Situationen, in denen sitzen bleiben erwartet wird	Starkes Gefühl der inneren Unruhe und des Unwohlseins in Situationen, in denen Ruhe nötig ist (z. B. Theaterbesuch, Meeting, Vortrag). Diese Situationen werden wegen des unangenehmen Erlebens oft gemieden
(3)	Läuft herum oder klettert exzessiv in Situationen, in denen dies unpassend ist (bei Jugendlichen oder Erwachsenen kann dies auf ein subjektives Unruhegefühl beschränkt bleiben)	Aufsuchen von reizstarken und abwechslungsreichen Umgebungen, starkes Gefühl innerer Unruhe, ständig auf der Suche nach Beschäftigung / Ablenkung
(4)	Hat häufig Schwierigkeiten, ruhig zu spielen oder sich mit Freizeitaktivitäten ruhig zu beschäftigen	Risiko- oder bewegungsreiche Sport- und Freizeitaktivitäten
(5)	Ist häufig »auf dem Sprung« oder handelt oftmals, als wäre er / sie »getrieben«	Anzeichen großer Hektik, wirkt auf andere ruhelos, ständig in Aktion, kann ruhige Beschäftigungen kaum ertragen, hat generell Probleme, sich zu entspannen
(6)	Redet häufig übermäßig viel	Dominante Gesprächsführung ohne Rücksicht auf Gesprächspartner und Gesprächsinhalt, Probleme beim Zuhören.

Tabelle 1 ADHS-Symptome bei Kindern und Erwachsenen (Fortsetzung)

Diagnostische Kriterien nach DSM und ICD für Kinder		Typische Symptome im Erwachsenenalter
(C) Impulsivität		
(1)	Platzt häufig mit Antworten heraus, bevor die Frage zu Ende gestellt ist	Ergänzung von noch nicht ausgesprochenem. Häufig werden kleinste Gesprächslücken des Gegenübers genutzt, um etwas einzufügen
(2)	Kann nur schwer warten, bis er / sie an der Reihe ist	Warten müssen (z. B. beim Arzt, Schlange-Stehen oder Stau) führt zu Aggression, ungeduldig, wenn andere eine Aufgabe ausführen
(3)	Unterbricht und stört andere häufig (platzt z. B. in Unterhaltungen oder Spiele)	Ungefragtes Einmischen in Gespräche anderer. Übernahme von Tätigkeiten, wenn andere nicht schnell genug sind

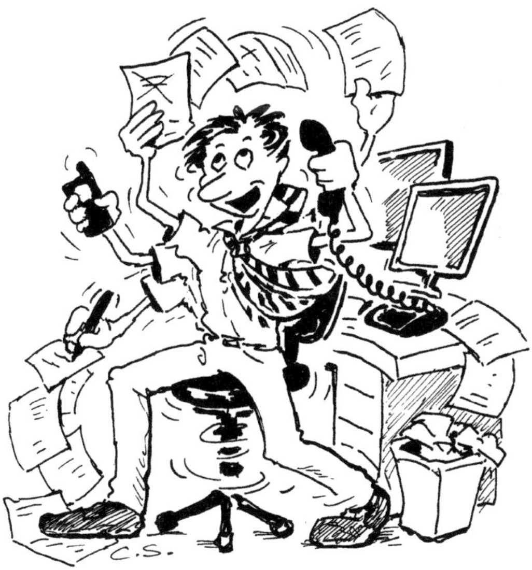

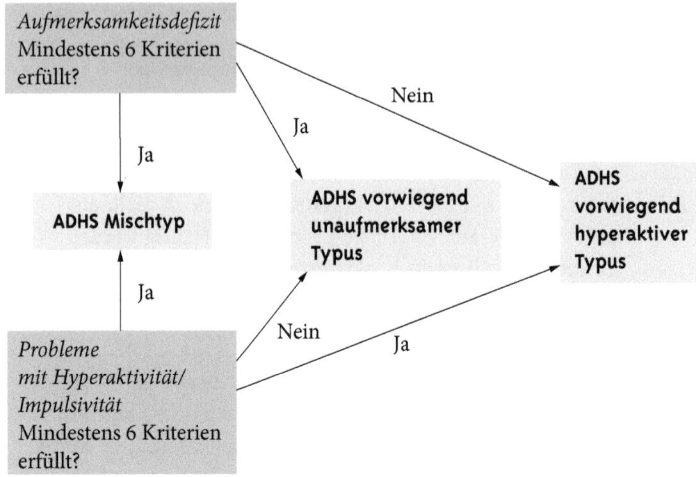

Abbildung 1 Dieses Schaubild zeigt, welche unterschiedlichen ADHS-Typen laut DSM-5 vorkommen können

Die Zusammenstellung der Symptome aus den einzelnen Bereichen kann bei verschiedenen ADHS-Betroffenen sehr unterschiedlich sein. Deswegen schlägt das DSM-5 vor, je nach Symptomausprägung sogenannte »Subtypen« zu definieren. Personen, die in allen Bereichen Symptome aufweisen, werden als »Mischtyp« bezeichnet. Entsprechend wird bei einer Dominanz der Aufmerksamkeitsdefizitsymptome vom »vorwiegend unaufmerksamen« Subtypus und bei einer Dominanz der Hyperaktivität und Impulsivität von einem »vorwiegend hyperaktiv/impulsiven« Subtypus gesprochen (s. Abb. 1).

Spezielle Probleme von Erwachsenen. Allerdings hat sich im klinischen Alltag gezeigt, dass Erwachsene mit ADHS auch einige andere typische Probleme haben, die in den diagnostischen Kriterien nicht vorkommen. Insbesondere der amerikanische Psychiater Paul Wender, der sich seit einigen Jahrzehnten mit ADHS und ihren Vorläufern beschäftigt, hat sich darum verdient gemacht, die spezifischen Merkmale bzw. Symptome zu beschreiben, an denen man ADHS im Erwachsenenalter erkennt. Da Wender die meiste

Zeit seines Arbeitslebens an der Universität von Utah gearbeitet hat, werden diese Kriterien als »Utah-Kriterien« bezeichnet.

Die Utah-Kriterien für ADHS im Erwachsenenalter

(1) Aufmerksamkeitsstörung
Die Aufmerksamkeitsstörung zeigt sich bei den Betroffenen z. B. in Schwierigkeiten, längeren Gesprächen zu folgen oder längere schriftliche Arbeiten zu erledigen. Auch sind Erwachsene mit ADHS extrem leicht ablenkbar, da es ihnen oftmals nicht gelingt, irrelevante Reize in der Umgebung auszublenden. Die Aufmerksamkeitsstörung führt auch dazu, dass Termine vergessen und Alltagsgegenstände verlegt werden.

(2) Motorische Hyperaktivität
Die motorische Hyperaktivität äußert sich bei Erwachsenen mit ADHS eher in einer inneren Unruhe oder Nervosität sowie ihrer Unfähigkeit, sich effektiv zu entspannen. Die Betroffenen haben meist das Gefühl, wie »auf dem Sprung« zu sein. Phasen der Ruhe und Inaktivität können sie dabei nur schwer ertragen, was sich auch darin äußert, dass es ihnen oft schwerfällt, sitzende Tätigkeiten auszuüben, Zeitung zu lesen oder ins Kino zu gehen.

(3) Affektlabilität
Die Affektlabilität Erwachsener mit ADHS zeigt sich häufig in einer leichten Erregbarkeit und dem häufigen Wechsel zwischen normaler Stimmung und Niedergeschlagenheit, der sowohl plötzlich als auch reaktiv erfolgen kann. Im Gegensatz zu Patienten mit Depression zeigen sich allerdings bei den Betroffenen mit ADHS auch in Zeiten niedergeschlagener Stimmung weder der depressionstypische generelle Interessenverlust noch die körperlichen Begleiterscheinungen.

(4) **Desorganisiertes Verhalten**
Das desorganisierte Verhalten lässt sich bei von ADHS betroffenen Erwachsenen in verschiedenen Lebensbereichen, sowohl zu Hause als auch im Beruf, beobachten. Typischerweise gelingt es ihnen nicht, ihre Aktivitäten hinreichend gründlich zu planen. Oft werden Aufgaben begonnen, aber nicht zu Ende gebracht, weil die Betroffenen stattdessen zur nächsten Aufgabe wechseln. Die eingesetzten Problemlösestrategien sind oftmals unzureichend bzw. unsystematisch. Dadurch sind auch die zeitliche Organisation und das Einhalten von Terminen für die Betroffenen ausgesprochen schwierig.

(5) **Affektkontrolle**
Die Affektkontrolle bzw. ihre Störung scheint ein besonders relevantes Merkmal von Erwachsenen mit ADHS darzustellen. Typischerweise berichten sie oder ihre Angehörigen von einer regelmäßig erhöhten Reizbarkeit, von häufigen Wutausbrüchen und einer generell verminderten Frustrationstoleranz im Alltag.

(6) **Impulsivität**
Die Impulsivität bzw. fehlende Verhaltenshemmung zeigt sich darin, dass Betroffene im Gespräch ihrem Gegenüber ins Wort fallen oder die Gespräche anderer durch Dazwischenreden stören.

(7) **Überreagibilität**
Die emotionale Überreagibilität ist eng mit der Affektkontrolle und der Impulsivität verbunden und äußert sich dadurch, dass ADHS-Betroffene in alltäglichen Stresssituationen oft extreme emotionale Reaktionen zeigen, die sowohl unangemessen ängstlich als auch überschießend und aufbrausend sein können. Subjektiv beschreiben sich die Betroffenen dabei häufig als schnell gestresst und durch die an sie gestellten Anforderungen »belästigt«.

Schwere und Häufigkeit der Symptome. Anhand der Symptome aus Tabelle 1 können Sie überprüfen, welche Probleme bei Ihnen oder Ihrem Angehörigen zutreffen. Bedenken Sie jedoch, dass einzelne dieser Probleme auch bei anderen Krankheiten vorkommen können. Manchmal ist es auch so, dass man selbst nur einen Teil der Probleme wahrnimmt, die Familie oder auch Spezialistinnen aber noch andere Probleme benennen können. Nicht alles, was ein Symptom sein kann, muss die betroffene Person stören. Manche Dinge werden einfach nicht wirklich zum Problem oder nur so selten, dass man sie nicht als ausgewachsene »Störung« ansehen kann. Manches kommt im Leben einfach einmal vor. Es gibt Phasen, da sind wir unstrukturierter, vergesslicher und unruhiger. Problematisch ist es erst dann, wenn die Schwierigkeiten über einen längeren Zeitraum anhalten oder so schwerwiegend sind, dass man die Folgen nicht ausgleichen kann. Ebenso ist es normal, sich nicht immer gleich gut konzentrieren zu können. Die Aufmerksamkeitsleistung schwankt im Tagesverlauf, aber auch von Tag zu Tag. Man sagt ja auch nicht umsonst mal: »Heute ist nicht mein Tag.« Es kann auch mal eine ganze Woche sein, die nicht so super ist. So ist das Leben nun einmal. Oft können sogar Gründe genannt werden, warum es gerade nicht so gut läuft. Sorgen, Angst und Belastungen im Alltag können etwa zu Verminderung der Konzentrationsleistung führen. Konzentrationsschwierigkeiten allein sind auch keine Krankheit. Sie sind ein Symptom, das bei vielen verschiedenen Erkrankungen körperlicher und seelischer Natur vorkommen kann. Allerdings ist dann entscheidend, was noch

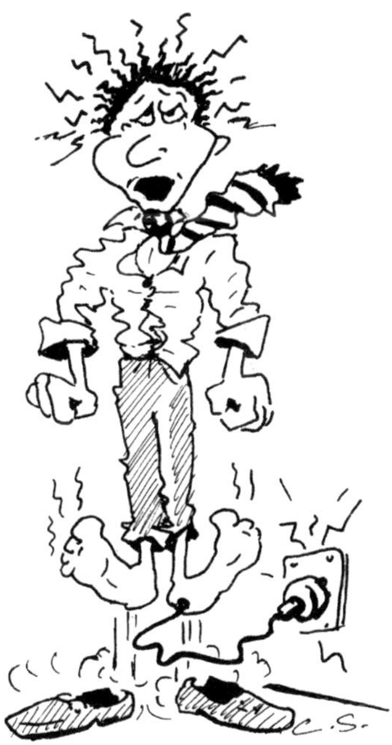

dabei ist oder welcher Art und Ausprägung sie genau sind, um zu entscheiden, ob es ADHS ist oder nicht.

Aufmerksamkeitsprobleme gepaart mit Halluzinationen deuten beispielsweise auf eine Psychotische Störung hin, gepaart mit depressiver Stimmung kann eine Depressive Störung vorliegen und zusammen mit Angst davor, was andere denken, besteht die Möglichkeit einer Sozialen Phobie. Aufmerksamkeitsprobleme allein sind somit kein sicherer Hinweis auf ADHS.

Wichtig

Aufmerksamkeitsprobleme kommen bei vielen psychiatrischen / psychologischen Krankheiten oder Phänomenen vor. Sie sind sehr unspezifisch. Um herauszufinden, welche Erkrankung vorliegt, muss deswegen immer ein weites Spektrum an Problembereichen angeschaut werden.

1.2 Was gehört nicht zur ADHS?

Oft kommt es vor, dass sich Menschen fragen, ob sie vielleicht auch an einer ADHS leiden. Dabei wird häufig übersehen, dass manche Dinge auch völlig normal sind. Sich z. B. manchmal nicht so gut konzentrieren zu können, zu viele Dinge parallel zu managen, nichts zu vergessen usw.

Wichtig

Das Merkmal der ADHS ist es, dass verschiedenste Dinge in unterschiedlichen Situationen nicht klappen und dass dies in einem überdurchschnittlichen Ausmaß und seit der Kindheit zutrifft.

Sie sehen in der Abbildung 2 eine sogenannte → Normalverteilung, die manchmal auch als Glockenkurve bezeichnet wird. Sie wurde vom Mathematiker Carl Friedrich Gauß definiert, der damit die Verteilung von Wahrscheinlichkeiten beschrieb. Deswegen kennt man die Normalverteilung auch unter dem Begriff der »Gauß-Funktion« oder der »Gauß-Kurve«. Viele von Ihnen kennen diese Verteilung vielleicht auch noch aus dem Mathematik-Unterricht. In der Psychologie ist die Normalverteilung sehr populär, da es sich gezeigt hat, dass viele Persönlichkeitsmerkmale, psychische Leistungen, Symptome usw. hinsichtlich ihrer Häufigkeit oder Ausprägung normalverteilt sind. Das bekannteste Beispiel in der Psychologie ist die Intelligenz, bei der wir davon ausgehen, dass sie normalverteilt ist. Das heißt, die meisten Menschen haben eine durchschnittliche Intelligenz, die durch mathematische Normierung als ein Intelligenzquotient von 100 definiert wurde. Je weiter man sich von dieser mittleren Intelligenz entfernt, sei es in Richtung der besonders intelligenten oder auch der besonders wenig intelligenten Menschen, reduziert sich die Anzahl an Personen mit einer entsprechenden Intelligenz (oder auch die Wahrscheinlichkeit, dass ein solcher Intelligenzquotient gemessen werden kann).

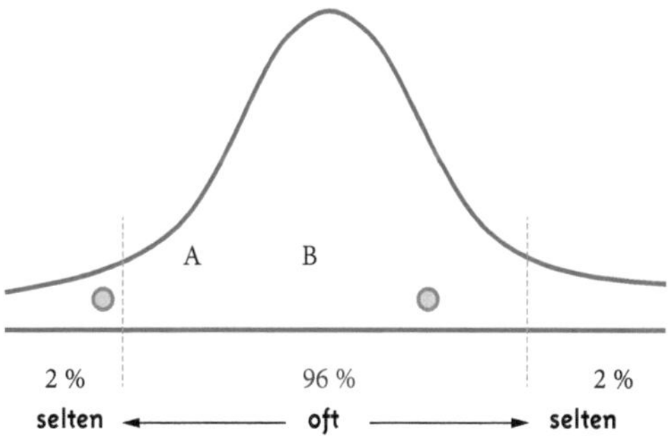

Abbildung 2 Normalverteilungskurve

Zur Veranschaulichung wollen wir aber ein noch banaleres Beispiel verwenden: Eine bestimmte Tomatensorte hat die durchschnittliche Fruchtgröße von etwa 5 Zentimetern. Die meisten Tomaten sind zwischen vier und sechs Zentimeter groß. Manchmal kommt es jedoch auch zu besonders kleinen oder besonders großen Früchten. Diese sind dann vielleicht kleiner als 3 Zentimeter oder größer als 7 Zentimeter. In die Abbildung sind zwei Kreise eingezeichnet. Sie symbolisieren unsere Tomaten. Die eine ist sehr weit links, sie gehört zu den 2 Prozent der kleinsten Tomaten. Die andere ist im mittleren Bereich, aber schon etwas weiter nach rechts, das heißt, sie ist für ihre Tomatensorte recht groß. Die häufigste Größe dieser Tomatensorte war ja um die 5 Zentimeter. Unsere Beispieltomaten kommen schon seltener vor, da die darüber gezeichnete Kurve an ihren Stellen schon abfällt. Sie sehen: Je höher die Kurve steigt, desto wahrscheinlicher ist es, dass eine Tomate diese Größe hat und je weiter man zu den Rändern dieser Kurve kommt, desto seltener gibt es diese Tomatengröße. Meist spricht man von einer normalen Größe, wenn sich etwas im Bereich zwischen den beiden gestrichelten Linien befindet. Von einer ungewöhnlich großen oder kleinen Tomate würde dann also nur in 4 Prozent aller Fälle gesprochen werden.

Kommen wir zurück zur ADHS. Viele Betroffenen klagen dabei ja z. B. über Konzentrationseinbußen. Die Konzentrationsfähigkeit ist aber generell zwischen verschiedenen Personen sehr unterschiedlich. Manche können sich sehr gut, andere sehr schlecht konzentrieren. In Abbildung 2 haben wir dies mit den Buchstaben A und B markiert. Person A kann sich viel schlechter konzentrieren als Person B, wie die meisten Menschen sind jedoch beide noch im mittleren Bereich, sie können sich also weder extrem schlecht noch extrem gut konzentrieren. Irgendwo muss aber eine Grenze gezogen werden zwischen sich »nicht ganz so gut« konzentrieren können und sich so schlecht konzentrieren können, dass ein behandlungsbedürftiges Problem vorliegt. Die Normalverteilung kann hier als Anhaltspunkt gelten. Damit wir ein Problem als behandlungsbedürftig verstehen, muss es sich in dieser Verteilung schon am äußeren Rand befinden, also nur bei wenigen Menschen in diesem Ausmaß beobachtbar sein. Die eigene Einschätzung ist dabei oft schwer, sodass es häufiger vorkommt, dass Menschen den Verdacht haben, unter ADHS zu leiden, dies aber dann in einer gründlichen diagnostischen Sitzung nicht bestätigt werden kann.

1.3 Woher weiß ich, ob ich ADHS habe?

Eine ADHS-Diagnose sollte mit Bedacht gestellt werden. Daher gibt es auch keinen verlässlichen Schnelltest für ADHS. Selbsttests im Internet reichen für eine Diagnose nicht aus, da diese zu häufig sogenannte »falsch positive« Ergebnisse hervorbringen, also eine Diagnose annehmen, wenn gar keine vorliegt. Wenn ein solcher Schnelltest allerdings keinerlei Hinweise auf ADHS liefert, kann man ziemlich sicher sein, dass man es wirklich nicht hat. Die Tests produzieren also sehr selten sogenannte »falsch negative« Ergebnisse. (Selbsttests auf ADHS verhalten sich also genau entgegengesetzt zu den Selbsttests, die wir alle in der Corona-Pandemie kennengelernt haben: Diese Tests haben nämlich häufig eine Infektion übersehen, waren also oft falsch negativ, viel seltener hingegen haben sie eine nicht vorhandene Infektion angezeigt, also ein falsch positives Ergebnis erzielt.) Wenn Sie zunächst einen ersten Eindruck gewinnen wollen, wie das bei Ihnen aussieht, könnten Sie den im Anhang zu findenden Screening-Fragebogen (S. 180) ausfüllen. Wenn Sie alle Punkte zusammenzählen und einen Wert über 14 erreichen, macht es viel Sinn, einen Spezialisten aufzusuchen. Wenn Sie zwischen 11 und 14 Punkten haben, sollten Sie das in Betracht ziehen, falls Sie das Gefühl haben, Sie benötigen Hilfe. Auf jeden Fall ist die Stellung einer richtigen Diagnose ein aufwendiger Prozess, der letztendlich nur von Fachleuten geleistet werden kann. Sie müssen aus verschiedenen Bereichen die relevanten Informationen zusammentragen und danach die Entscheidung treffen. Dabei muss darauf geachtet werden,

- dass eine Mindestzahl typischer Symptome gegeben ist,
- ob andere körperliche oder seelische Erkrankungen die Probleme ebenso gut erklären können,
- ob der Verlauf der Probleme über das gesamte Leben zur ADHS-Diagnose passt.

Bei ADHS hat man immer mehrere verschiedene Symptome und Probleme. Leider können die meisten dieser Probleme auch im Rahmen anderer körperlicher oder psychischer Krankheiten auftreten. Fühlt man sich beispielsweise unruhig, getrieben und hat einen hohen Bewegungsdrang, kann sich zusätzlich schlecht konzentrieren und die Aufmerksamkeit springt von einem zum anderen Thema, so könnte man an ADHS denken, aber genauso auch an eine Schilddrüsenüberfunktion, eine Depression oder Angsterkrankung, an die Folge eines traumatischen Ereignisses, eine Verursachung durch Einnahme oder das Absetzen von Medikamenten oder Drogen.

Wichtig

Die Gründe für innere Unruhe, Aufmerksamkeitseinschränkungen und Probleme im Alltag können sehr unterschiedlich sein. Nicht immer ist es eine ADHS, deswegen ist es wichtig, eine Fachperson aufzusuchen.

1.4 An wen wende ich mich, wenn ich den Verdacht habe, mit mir könnte etwas nicht stimmen?

Hausarztpraxis. Sollten Sie das Gefühl haben, dass etwas nicht stimmt und Sie vielleicht unter ADHS leiden, ist es eine gute Idee, erst einmal mit dem Hausarzt bzw. der Hausärztin zu sprechen. Dieser kann die grundlegenden Untersuchungen vornehmen, um abzuklären, ob eine körperliche Verursachung der Symptome vorliegt. Handelt es sich z. B. um Konzentrationsschwierigkeiten, die erst seit kurzem bestehen, kann er über eine Anamnese und eventuell mittels einer Untersuchung feststellen, ob vielleicht eine Schilddrüsenfehlfunktion vorliegt, es sich um Nebenwirkungen von Medikamenten handelt, eine Schädigung des Gehirns oder ein Anfallsleiden vorliegt. Zudem können Konzentrationsprobleme als Folge von Störungen im Schlaf-Wach-Rhythmus auftreten, die

Folge eines → Schlafapnoesyndroms sein (nächtliche Atemaussetzer) oder als Folge von Mangelernährung oder Drogengebrauch (inkl. Alkoholkonsum) vorkommen. Sollte sich für die selbst wahrgenommenen Probleme keine körperliche Ursache finden lassen, macht es Sinn, sich an Spezialistinnen zu wenden.

Psychologische oder psychiatrische Praxis. Ein / Eine Psychologe / Psychologin bzw. ein / eine → Psychologischer Psychotherapeut / Psychologische Psychotherapeutin oder ein / eine → Facharzt / Fachärztin für Psychiatrie und Psychotherapie kann klären, ob eventuell eine andere psychische Erkrankung vorliegt, die die individuellen Probleme erklärt. Oftmals können Depressionen oder Angsterkrankungen die Ursache für Probleme sein, die einer ADHS-Symptomatik ähneln. Erst wenn andere Erkrankungen als Ursache ausgeschlossen sind, sollte man ADHS diagnostizieren. Neben den normalen Facharztpraxen für Psychiatrie und Psychotherapie oder den Praxen niedergelassener Psychologen / Psychotherapeutinnen kann eine Spezialsprechstunde aufgesucht werden. Diese sind in den letzten Jahren in vielen Städten, insbesondere an psychiatrischen Krankenhäusern entstanden. Wir haben die Erfahrung gemacht, dass sich nicht jede Behandlerin ausreichend im Gebiet der ADHS auskennt, um die Diagnose stellen zu können. Eine Spezialsprechstunde oder eine auf ADHS spezialisierte Ärztin oder einen Psychologen / Psychotherapeuten aufzusuchen ist daher ratsam.

Im Internet kann man sich über einen Teil der spezialisierten Angebote informieren. Eine gute Übersicht bietet die Internetpräsenz des zentralen ADHS-Netzes: http://www.zentrales-adhs-netz.de/spezialambulanzen/.

1.5 Was machen Fachleute, um zur Diagnose zu kommen?

Da es keinen Labortest für ADHS gibt, ist die wichtigste Voraussetzung das persönliche Kennenlernen im Gespräch. Dabei wird eine ausführliche Unterhaltung über die bestehenden Probleme, deren Dauer und Auswirkungen auf das Leben geführt. Dieses Gespräch heißt Anamnese oder Exploration. Bei Erwachsenen wird jedoch nicht nur das aktuelle Leben beleuchtet, sondern immer auch nach der Kindheit und Jugend gefragt. Es ist wichtig, einen Eindruck von verschiedenen Lebens- und Entwicklungsphasen zu bekommen. Wichtige Hinweise können auch Angehörige liefern. Sind sie eingeweiht und können Auskunft geben, ist das im diagnostischen Prozess sehr hilfreich und sollte, wenn möglich, genutzt werden. Nicht immer müssen die Angehörigen zum Gespräch mitkommen. Es kann schon helfen, wenn sie einen Fragebogen ausfüllen. Auch für die Betroffenen selbst gibt es verschiedene Fragebögen, die den diagnostischen Prozess erheblich vereinfachen. Der oder die Betroffene kann darin in Ruhe Auskunft über ganz verschiedene Bereiche geben. Außerdem kann es der Fachperson helfen, nichts Wichtiges zu »übersehen«, weil man im Gespräch gerade nicht daran gedacht hatte. Sogenannte »neuropsychologische Tests«, das sind standardisierte Verfahren zur Leistungserfassung, die häufig am Computer durchgeführt werden, können helfen, das generelle Funktionsniveau einzuschätzen und spezifische Probleme zu identifizieren. Dabei können verschiedene Aspekte der mentalen Fähigkeiten erfasst werden, wie z. B. die Konzentration, die Impulsivität, das Gedächtnis usw. Es gibt jedoch noch kein standardisiertes Verfahren, das ADHS zuverlässig diagnostizieren kann. Auch kann man nicht sagen, dass alle Menschen mit ADHS automatisch in solchen Tests schlecht abschneiden. Menschen, die sehr gute mentale Fähigkeiten haben, können z. B. Konzentrationsprobleme so kompensieren, dass sie nicht auffallen (also im mittleren Bereich der Normalverteilung sind, vgl. Abschn. 1.2). Deshalb kann so ein Verfahren immer nur ergänzend eingesetzt werden, um das spezifische Problemmuster zu erfassen.

Aus der Praxis 1

Der Arzt/die Psychologin hat nur mit mir gesprochen, kann man dann überhaupt schon eine Diagnose stellen?

Ein Arzt oder eine Psychologin mit viel Erfahrung mit ADHS kann auch durch ein Gespräch und die Auswertung von Symptomfragebögen eine zuverlässige Antwort geben. Zumindest kann entschieden werden, ob es sinnvoll ist, weitere ADHS-Diagnostik durchzuführen oder nach anderen Ursachen zu suchen.

Eine computerisierte Testung der Aufmerksamkeit bringt bei Erwachsenen leider nur ergänzende Hinweise. Eine Diagnose kann dadurch nicht gestellt werden. Es fehlen leider immer noch die geeigneten Verfahren, um die spezifischen Einschränkungen von Menschen mit ADHS durch einen einzelnen Test zu erfassen.

Fachleute können die Diagnose nur stellen, wenn die spezifischen Symptome in ausreichender Anzahl und Schwere vorliegen und sie schon seit der Kindheit bestehen. Außerdem müssen sich aus ihnen Einschränkungen bzw. Probleme im Leben ergeben. Dabei muss sich an die Diagnose-Vorgaben der Weltgesundheitsorganisation (WHO) gehalten werden. Sie gibt die sogenannte → ICD-10 heraus, die in Kürze durch die Nachfolgeversion ICD-11 abgelöst wird. ICD steht für *International Classification of Diseases* (deutsch: Internationale Klassifikation der Krankheiten). Darin wird jede Krankheit mit Namen und Symptomen beschrieben. Zur Vereinfachung wurde jeder Krankheit ein Zahlencode zugeordnet, der über Länder und Sprachgrenzen hinweg gleichbleibt. Die Zahl steht für die zehnte Auflage. In den USA wird ein anderes System für die Codierung von psychischen Krankheiten genutzt. Die psychischen Probleme werden im *Diagnostic and Statistical Manual of Mental Disorders* in der 5. Version (→ DSM-5) beschrieben (s. Abschn. 1.1). Viele Forschungsarbeiten verwenden das amerikanische System. Es unterscheidet sich bei der ADHS deutlich von der ICD-10. insbesondere, weil im ICD-10 die oben erwähnten Subtypen nicht denselben Stellenwert haben. In Fachkreisen sind meist beide Systeme bekannt. Mit dem ICD-11 nähern sich die Systeme auch weitgehend an, da dort ebenfalls die drei aus dem DSM schon lange bekannten Subtypen beschrieben sind. Im deutschen Gesundheitssystem muss derzeit allerdings noch der ICD-10 genutzt werden. Mit dem entsprechenden Code einer Erkrankung vereinfacht sich die Kommunikation und es lässt sich sehr schnell feststellen, in welchem Bereich (z. B. körperlich oder seelisch) eine Krankheit vorliegt. Über diese verschiedenen Manuale kommen auch die verschiedenen Störungsnamen zustande (s. Abschn. 1.1).

Tabelle 2 zeigt die verschiedenen Diagnosen, die laut ICD-10 und DSM-5 bei ADHS-Beschwerden gestellt werden können.

Tabelle 2 Verschiedene mögliche ADHS-Diagnosen

ICD-10		**DSM-5**	
F 0.0	Einfache Aktivitäts- und Aufmerksamkeitsstörung	314.01	Aufmerksamkeitsdefizit- / Hyperaktivitätsstörung **Mischtyp**
		314.01	Aufmerksamkeitsdefizit- / Hyperaktivitätsstörung **vorwiegend hyperaktiv-impulsiver Typus**
F 90.1	Hyperkinetische Störung des Sozialverhaltens (kann nur im Kindesalter diagnostiziert werden)		
F 90.8	Sonstige hyperkinetische Störungen		

Tabelle 2 Verschiedene mögliche ADHS-Diagnosen (Fortsetzung)

ICD-10		DSM-5	
F 90.9	Nicht näher bezeichnete hyperkinetische Störung (nicht zu empfehlende Restkategorie)		
F 98.8	Sonstige näher bezeichnete Verhaltens- und emotionale Störungen mit Beginn in der Kindheit und Jugend. Dazugehöriger Begriff: Aufmerksamkeitsstörung ohne Hyperaktivität	314.00	Aufmerksamkeitsdefizit- / Hyperaktivitätsstörung **vorwiegend unaufmerksamer Typus**
		Sind nicht mehr alle Kriterien erfüllt (v. a. bei Jugendlichen und Erwachsenen), kann die »Teilremission« spezifiziert werden, das heißt, dass sich das Problem schon gebessert hat und nur noch einige Bereiche beeinträchtigt sind.	

1.6 Kommt ADHS bei Erwachsenen oft vor?

Mit Sicherheit kann man noch nicht sagen, wie viele Erwachsene an ADHS leiden. Ausführliche Studien gibt es hauptsächlich über betroffene Kinder. Da wir aber wissen, dass etwa 50 bis 60 Prozent der betroffenen Kinder die Probleme auch noch als Erwachsene haben, kann man schätzen. In Deutschland sind wahrscheinlich 3 bis 4 Prozent der Erwachsenen betroffen. Das heißt, dass von hundert Erwachsenen drei bis vier unter Problemen leiden, die mit

ADHS zu tun haben. Diese Schätzung passt gut zu den Ergebnissen einer großen internationalen Studie, in der Personen aus Belgien, Kolumbien, Frankreich, Deutschland, Italien, dem Libanon, Mexiko, den Niederlanden, Spanien und den USA befragt wurden. Insgesamt wurden 11.422 Personen im Alter zwischen 18 und 44 Jahren untersucht. Über alle Länder hinweg wurde für ADHS eine Auftretenshäufigkeit von 3,4 Prozent beobachtet. Generell waren Frauen seltener betroffen als Männer. Dieses Ergebnis passt auch gut zu den Erkenntnissen zur ADHS im Kindesalter, bei der ja auch die Jungen immer häufiger betroffen sind als die Mädchen. Allerdings gibt es auch das interessante Phänomen, dass sich das Geschlechterverhältnis im Erwachsenenalter ändert. Während bei Kindern Jungen fünfmal so häufig eine Diagnose bekommen wie Mädchen, ist dies bei erwachsenen Männern nur noch doppelt so häufig der Fall wie bei den Frauen. In Deutschland wurden bei dieser Studie 621 Menschen untersucht. Bei 3,1 Prozent von ihnen wurde eine ADHS festgestellt. Denkt man diesen Gedanken weiter bedeutet dies, dass bei etwa 84 Millionen Deutschen (Stand 2022, laut Statistischem Bundesamt; Internetseite https://www.destatis.de/DE/Themen/Gesellschaft-Umwelt/Bevoelkerung/Bevoelkerungsstand/_inhalt.html [03.01.2023]) mehr als 2,56 Millionen Menschen von ADHS betroffen sein müssten. Das ist natürlich eine riesige Zahl. Sie zeigt jedoch, wie dringend es ist, sich mit dem Problem »ADHS bei Erwachsenen« auseinanderzusetzen.

Und das Problem bleibt für viele lebenslang bestehen. In einer großen Studie in den Niederlanden hat man vor einiger Zeit Menschen im höheren Alter ab 60 Jahren untersucht und selbst dort konnte man bei fast 3 Prozent der ca. 1500 Menschen zwischen 60 und 94 Jahren, die untersucht wurden, noch deutliche ADHS-Symptome feststellen.

1.7 Was ist das zugrundeliegende Problem?

Zur Entstehung von ADHS tragen viele Aspekte bei. Verschiedene Voraussetzungen müssen zusammenkommen, damit die Störung auftritt. Beteiligt an der Entstehung sind erbliche Faktoren sowie Besonderheiten im Aufbau und der Funktion des Gehirns. Dazu kommen die Umgebungsfaktoren, die die Ausprägungsart und -schwere mit beeinflussen können.

Erbliche Faktoren. Als gesichert kann angesehen werden, dass ADHS in erster Linie eine vererbte Erkrankung ist. Die Erblichkeit wird in der Regel mithilfe von → Zwillingsstudien festgestellt. Eineiige Zwillinge haben ja genau dieselben Gene von ihren Eltern geerbt, während bei zweieiigen Zwillingen, genau wie bei anderen Geschwistern, die Hälfte der Gene identisch ist. Sowohl eineiige als auch zweieiige Zwillinge sind aber in der Regel den gleichen Umwelteinflüssen ausgesetzt, sodass man davon ausgehen kann, dass, wenn eine Störung bei eineiigen Zwillingen häufiger gemeinsam auftritt als bei zweieiigen Zwillingen, dies auf ihre gemeinsamen Gene zurückzuführen ist. Betrachtet man nun die Häufigkeit, mit der bei beiden Zwillingen die Erkrankung auftritt, die Fachleute sprechen von der sogenannten → Konkordanzrate, so kann man daraus die Erblichkeit berechnen. Die Konkordanzrate für ADHS liegt bei eineiigen Zwillingen bei bis zu 80 Prozent, was also bedeutet, dass, wenn ein Zwilling ADHS hat, in ca. 80 Prozent der Fälle der andere eineiige Zwilling ebenfalls darunter leidet. Bei zweieiigen Zwillingen ist die Konkordanzrate ca. 50 Prozent, also schon deutlich geringer. Daraus kann man eine Erblichkeit von ca. 70 bis 80 Prozent berechnen. Diese Zahl, die unter Fachleuten auch → Heritabilität genannt wird, sagt aus, welchen Anteil Erbfaktoren an der Gesamterkrankung haben. Eine Heritabilität von 70 bis 80 Prozent ist sehr hoch, sie zeigt jedoch auch, dass Umwelteinflüsse, wie z. B. Rauchen in der Schwangerschaft oder Geburtskomplikationen, auch einen Anteil daran haben können, ob die Störung auftritt oder nicht.

Polygenetische Vererbung. Allerdings ist ADHS keine Erkrankung, die sich auf ein bestimmtes Gen zurückführen lässt, dessen Ausprägung dann entscheidet, ob man die Anlage für ADHS hat oder nicht. Vielmehr spielen viele verschiedene Gene eine Rolle, jedes einzelne aber nur mit einer sehr geringen Auswirkung. Man spricht in diesem Fall von einer → polygenetischen Vererbung, wobei viele verschiedene Genkombinationen zur Veranlagung beitragen können. Allerdings hat die Suche nach Kandidatengenen bisher insbesondere solche Gene zu Tage gebracht, die etwas mit den Überträgerstoffen im Gehirn, den sogenannten → Neurotransmittern, zu tun haben. Insbesondere Gene, die etwas mit der Wirkung des wichtigen Neurotransmitters → Dopamin zu tun haben, sind in die Diskussion gekommen. Das passt auch gut dazu, dass die wirksamen Medikamente bei ADHS ebenfalls den Dopamin-Spiegel im Gehirn beeinflussen und darüber ihre Wirkung erzeugen.

Dopamin. Dopamin ist einer der wichtigsten Neurotransmitter und spielt bei verschiedenen Funktionen des Gehirns eine entscheidende Rolle. Für ADHS sind insbesondere zwei Aspekte von besonderem Interesse. Zum einen spielt Dopamin eine wichtige Rolle bei der Steuerung von Impulsen. Ein Mangel an Dopamin in einer bestimmten Hirnregion, dem sogenannten → Präfrontalen Kortex, führt zu der Schwierigkeit, Impulse zu hemmen. Dies kann dann zum einen dazu führen, dass man, wenn ein ablenkender Reiz auftritt, diesen nicht kontrollieren kann, oder auch dazu, dass plötzlich auftretende Wut nur schwer unter Kontrolle gebracht werden kann. Auch fällt es dann schwer, unwichtige Informationen von wichtigen zu trennen und dadurch das Gedächtnis nicht übermäßig mit unwichtigen Informationen zu belasten. Die zweite wichtige Funktion von Dopamin im Zusammenhang mit ADHS ist die Steuerung von Motivation und Belohnung. Ein Mangel in diesem Bereich führt z. B. dazu, dass man nicht ausreichend lang auf eine zu erwartende Belohnung warten kann, was zu einer Störung der Motivation führt.

Wenn nun, aufgrund von genetischen Anlagen, aber auch durch Schädigung von Gehirnbereichen, in denen Dopamin besonders aktiv ist, dieses System geschwächt ist, kann es dazu führen, dass ADHS-Symptome auftreten. In Abbildung 3 haben wir die Erkenntnisse, die es zu der Entstehung von ADHS heute gibt, zusammengefasst. Hier lässt sich gut erkennen, wie aus den ursprünglich vorhandenen Anlagen die ADHS-Symptome und ihre Folgeprobleme entstehen.

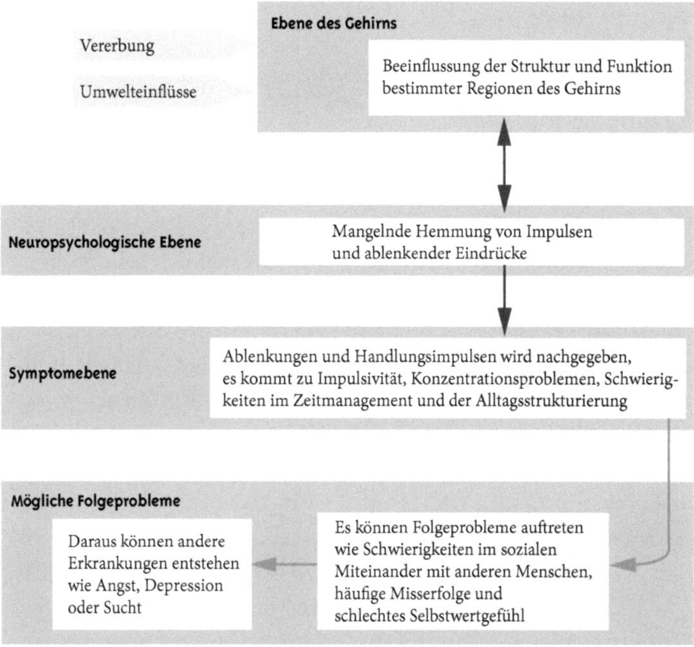

Abbildung 3 Entstehungsmodell der ADHS (modifiziert nach Kirsch & Haible-Baer, 2021)

Abbildung 3 zeigt nachvollziehbar, dass eine Behandlung von ADHS an verschiedenen Ebenen ansetzen und auch wirksam sein kann. Die Medikamente setzen direkt im Gehirn an, indem in die Funktionsweise der Neurotransmitter, insbesondere des Dopamins eingegriffen wird. Eine medikamentöse Behandlung ist aber nicht die einzige Möglichkeit, mit Symptomen und Folgeproblemen umzugehen und fertig zu werden. So kann man z. B. ein neuropsychologisches Training einsetzen, dass Betroffene darin trainiert, diese fehlende Hemmung von Impulsen zu verbessern. Eine Psychotherapie kann auch an der Symptomebene ansetzen und versuchen, dort für die Probleme Lösungen und andere Umgangsweisen zu finden. Genauere Informationen zu den Therapiemöglichkeiten finden Sie in Kapitel 2.

Aus der Praxis 2

Sind die Eltern schuld an ADHS?

Nein!

Die Erziehung ist kein alleiniger Grund für die Entstehung der Störung.

Stellen Sie sich vor, die genetische Vererbung hat dem Kind ein Entwicklungsfenster vorgeben. Rein von der genetischen Seite her hat der kindliche Organismus also die Voraussetzungen mitbekommen, sich in einer bestimmten Weise zu entwickeln. Wie er sich tatsächlich entwickelt, hängt auch von den Umweltbedingungen während der Entwicklungszeit ab.

Nehmen wir als Beispiel die Körpergröße. Genetisch besteht die Möglichkeit, dass das Kind als Erwachsener einmal zwischen 1,70 und 1,80 m groß wird. Wie groß es tatsächlich wird, hängt dann aber noch von anderen Faktoren ab: Geht es dem Kind gut, bekommt es genug zu essen und alle notwendigen Vitamine, ist es im Laufe seiner Entwicklung irgendwelchen schädlichen Einflüssen ausgesetzt? All das entscheidet mit, ob das Kind als Erwachsener 1,71 oder 1,77 m groß wird.

Als Eltern kann man sich jetzt noch so sehr bemühen, das Kind über 1,80 m groß zu bekommen, geht das genetische Fenster nicht höher, wird das Kind auch nicht größer werden. Auch nicht, wenn man es noch gesünder ernährt oder noch eine Zwischenmahlzeit zusätzlich einführt.

Ganz ähnlich, nur etwas komplizierter, ist es beim ADHS. Der Organismus hat ein Entwicklungsfenster, in welchem Rahmen sich z. B. die Aufmerksamkeitsspanne entwickeln kann. Bringt man dem Kind viele Strategien bei und übt mit ihm, kommt es vielleicht an den oberen Rand der genetischen Vorgabe heran. Bekommt das Kind keine Hilfen und wird das Aufmerksam-Sein nie geübt oder gefördert, entwickelt sich das Aufmerksamkeitsvermögen weniger gut und der andere Rand des Entwicklungsfensters zeigt sich. Aber manche Menschen sagen dann, das ist ja alles schön und gut, aber auch die

Gene hat mein Kind ja von mir, dann bin ich ja trotzdem schuld, wenn mein Kind ADHS bekommt. Wenn man ein wenig über dieses Argument nachdenkt, wird einem schnell klar, dass das sehr absurd ist. Verantwortung können wir ja nur für Dinge übernehmen, auf die wir einen Einfluss haben, und dazu gehören unsere Gene nicht. Weder haben wir uns unsere Eltern selbst ausgesucht, noch können wir durch unsere Verhaltensweisen und Entscheidungen unsere Gene verändern.

Fazit. Eltern sind nicht schuld an ADHS ihres Kindes. Sie können dem Kind aber helfen, das Möglichste aus sich herauszuholen und gute Umgangsweisen mit den Problemen einzuüben.

1.8 Was noch dazu kommen kann!

Sie haben weiter oben ja gelesen, dass es durch ADHS zu Folgeproblemen kommen kann. So treten im Alltag von Erwachsenen mit ADHS immer wieder Probleme auf, die das Leben von und mit Betroffenen erschweren und die als Folgeprobleme der Kernsymptomatik angesehen werden müssen. Betroffene haben häufig Probleme im Straßenverkehr, bei der Arbeit oder in der Partnerschaft. Sehr viele Betroffene weisen auch einen kritischen Umgang mit Suchtmitteln auf. Im folgenden Kasten sind typische Folgeprobleme geschildert.

Typische ADHS-assoziierte Folgeprobleme

Probleme mit Unfällen

Es ist schon länger bekannt, dass ADHS-Betroffene eine erhöhte Unfallwahrscheinlichkeit haben. Dies ist sowohl auf die erhöhte Unaufmerksamkeit und Ablenkbarkeit als auch die gesteigerte Impulsivität und geringere Regulationsfähigkeit bei starken Gefühlen zurückzuführen. Außerdem erhöht sich die Unfallwahrscheinlichkeit durch häufige Komorbiditäten, wie z. B. Suchterkrankungen (s. unten), zusätzlich. In einer amerikanischen Studie konnte gezeigt werden, dass ADHS-Betroffene deutlich häufiger wegen Ordnungswidrigkeiten im Straßenverkehr verwarnt wurden und mehr Unfälle verschuldeten, die dabei auch noch größeren Schaden verursachten, als eine nicht von ADHS betroffene Vergleichsgruppe. Aber auch andere Unfälle sind häufiger und insgesamt haben ADHS-Betroffene eine erhöhte Wahrscheinlichkeit von Verletzungen wie Brüchen, Verbrennungen, Vergiftungen oder Kopf- und Hirnverletzungen.

Probleme bei der Arbeit

In der Biografie von Erwachsenen mit ADHS zeigt sich häufig ein buntes und bewegtes Arbeitsleben. Ein Wechsel zwischen verschiedenen Tätigkeiten und Berufen ist nicht ungewöhnlich. Auch Phasen der Arbeitslosigkeit sind nicht selten. Gründe dafür sind oft die mangelnde Strukturiertheit und das impulsive, wenig planvolle Vorgehen, das zu Schwierigkeiten bei der Arbeit führt. In anderen Fällen sind die vielen Flüchtigkeitsfehler oder die Unaufmerksamkeit bzw. die Vergesslichkeit das Problem. Häufig aber führt auch die Impulsivität und emotionale Labilität der Betroffenen zu Problemen mit Vorgesetzten, Arbeitskolleginnen oder Kunden. Bei erhöhter Impulsivität steigt auch das Risiko, selbst den Arbeitsplatz unüberlegt zu kündigen. So kann es sein, dass den Betroffenen die Arbeit irgendwann zu eintönig wird und sie sich etwas Neues wünschen. Eine wichtige Erkenntnis ist auch, dass von ADHS-Betroffenen oft Tätigkeiten ausgeübt werden, die deutlich unterhalb ihrer eigentlichen Möglichkeiten liegen. Dieses Phänomen wird schon in der Schulzeit sichtbar, da Kinder mit ADHS bei gleicher Grundbegabung meist schlechtere Noten als nicht betroffene Gleichaltrige haben. Auch die Zuweisung zur weiterführenden Schule wird durch die ADHS-Symptomatik beeinflusst. Betroffene kämpfen auch mit dem erhöhten Risiko eines vorzeitigen Schulabbruches oder des Abbruchs der Ausbildung, sodass Probleme im Arbeitsleben auch durch eine ungünstige Ausbildung bedingt sein können.

Probleme in der Partnerschaft

Viele ADHS-Betroffene und ihre Partner leiden unter teilweise massiven Partnerschaftskonflikten. Natürlich ist es manchmal schwierig, mit einem Partner, der unaufmerksam, vergesslich, emotional labil oder reizbar ist, zusammenzuleben. Aber auch die gerade erwähnten Folgeprobleme wie berufliche Schwierigkeiten belasten die Partnerschaft. All dies macht es schwierig, längerfristige Beziehungen aufrechtzuerhalten, und es konnte in Studien gezeigt werden, dass konfliktreiche Partnerschaften und Beziehungsabbrüche bzw. Scheidungsraten in dieser Personengruppe deutlich häufiger vorkommen. Die Betroffenen leiden dadurch nicht selten unter sozialer Isolation oder auch Selbstwertproblemen.

Probleme mit dem Suchtmittelkonsum

Verstärkter Suchtmittelkonsum ist ein häufiges Problem bei Erwachsenen mit ADHS und führt bei einer nicht unerheblichen Zahl der Betroffenen sogar zu einer richtigen Suchterkrankung (s. unten). Die Gründe für diese Tatsache sind noch nicht vollständig geklärt, aber es gibt gute Hinweise darauf, dass neben dem impulsiven Verhalten auch eine Art »Selbstmedikation« stattfindet. Viele Suchtmittel beeinflussen die Überträgersubstanz Dopamin im Gehirn, die, wie wir ja oben (Abschn. 1.7) berichtet haben, eine wichtige Rolle bei ADHS spielt. Betroffene merken also vielleicht, gerade im Jugendalter, in dem häufig erste Erfahrungen mit Suchtmitteln gesammelt werden, dass sie sich nach der Einnahme von Alkohol, Drogen oder Nikotin besser fühlen, sie ruhiger, entspannter oder sogar manchmal aufmerksamer werden. Dies kann dann aber schnell in einen übermäßigen Konsum münden, bei dem diese subjektiv erlebten positiven Wirkungen ausbleiben. So kann bei ungefähr einem Drittel aller Erwachsenen mit ADHS eine Alkoholabhängigkeit oder zumindest ein schädlicher Gebrauch von Alkohol festgestellt werden. Bei ca. 30 Prozent findet sich ein schädlicher Gebrauch von Drogen, häufig Marihuana. Auch beim Nikotinkonsum finden sich höhere Raten bei ADHS-Betroffenen, von denen ca. 40 Prozent rauchen, während der Durchschnitt der Bevölkerung einen Raucheranteil von 27 Prozent hat. Interessanterweise ist das Risiko für eine Suchterkrankung insbesondere bei den ADHS-Betroffenen erhöht, die *nicht* mit einem Medikament behandelt wurden (s. auch Abschn. 2.2), was ebenfalls für die Annahme einer Selbstmedikation spricht.

Zusätzliche psychische Erkrankungen. Neben diesen Alltagsproblemen können aber leider auch andere psychische Erkrankungen als Folge von oder gemeinsam mit ADHS auftreten. So ist beim Vorliegen von ADHS das Risiko, noch an einer weiteren psychischen Störung zu leiden, sehr stark erhöht. Besonders häufig sind dabei Depressionen, Angsterkrankungen und insbesondere Sucht (vgl. Tab. 3).

Das heißt nicht zwangsläufig, dass jeder ADHS-Betroffene auch noch etwas anderes hat oder bekommen muss. Aber es ist möglich, im Laufe des Lebens auch noch mit anderen Problemen konfrontiert zu sein. Jeder Mensch kann in seinem Leben zu verschiedenen Zeitpunkten unterschiedliche Krankheiten bekommen. Manche Menschen sind oft krank und haben viele unterschiedliche Erkrankungen, andere sind dagegen kaum krank. Wenn ein Mensch ADHS hat, erhöht sich die Wahrscheinlichkeit, dass er einmal oder sogar mehrmals im Leben auch noch andere Krankheiten bekommt. Beispielsweise ist es bei Depressionen so, dass jeder Mensch etwa eine Wahrscheinlichkeit von 15 Prozent hat, einmal im Leben eine Depression zu bekommen. Bei Menschen, die ADHS haben, steigt dieses generelle Erkrankungsrisiko auf etwa 40 Prozent an.

Dabei gibt es Dinge, die eher in der Jugend und dem frühen Erwachsenenalter auftauchen, und solche, die sich erst später entfalten. Das kann an der Lebenssituation und den jeweiligen Anforderungen liegen. Aber auch im höheren Erwachsenenalter bleibt das erhöhte Risiko für weitere psychische Erkrankungen bestehen.

Wie bei vielen anderen Erkrankungen kann man sich das so erklären, dass der Körper und der Geist es irgendwann nicht mehr schaffen, mit den Belastungen und Anforderungen fertig zu werden, und der berühmte letzte Tropfen bringt das Fass dann zum Überlaufen.

Tabelle 3 Häufigkeit von Zusatzdiagnosen beim Vorliegen einer Diagnose »ADHS im Erwachsenenalter«

ADHS-Betroffene können irgendwann im Leben zusätzlich noch andere Krankheiten bekommen ...	Häufigkeit
Irgendeine psychische Störung	ca. 70 %
Depression	ca. 40 %
Bipolare Störung	ca. 20 %
Angststörung	ca. 50 %
Suchterkrankung	> 50 %
Essstörung	ca. 10 %
Antisoziale Persönlichkeitsstörung	ca. 20 %
Borderline-Persönlichkeitsstörung	ca. 30 %

2 ADHS behandeln

Bei der Behandlung der ADHS im Erwachsenenalter gibt es verschiedene Möglichkeiten. Auf der einen Seite stehen die nichtmedikamentösen Ansätze wie Psychotherapie, Ergotherapie bzw. Coaching, auf der anderen Seite gibt es die medikamentöse Behandlung. Studien haben gezeigt, dass die Kombination aus Psychotherapie und Medikation die besten Erfolge bei Kindern mit ADHS zeigt. Über die Behandlung im Erwachsenenalter wurde bisher deutlich weniger geforscht. Bislang gibt es viele Hinweise darauf, dass in dieser Altersgruppe ebenso die Kombinationstherapie am wirkungsvollsten ist. In den Abschnitten 2.1 und 2.2 werden wir die medikamentösen und die psychotherapeutischen Behandlungsmöglichkeiten noch einmal genauer vorstellen.

Coaching. Unterstützend zu einer psychotherapeutischen, medikamentösen oder der Kombinationstherapie werden gelegentlich auch andere Ansatzmöglichkeiten gewählt. Das Coaching stellt für Betroffene eine ganz individuelle Hilfestellung dar. Eine andere Person übernimmt als Coach, etwa vergleichbar mit einem Trainer beim Sport, die Begleitung des oder der Betroffenen und versucht, gemeinsam Probleme direkt im Alltag anzugehen und effektive Strategien zu finden. Beim Coaching ist es wichtig, dass der Coach den Betroffenen nicht einfach alles abnimmt, sondern sie auf neue Ideen zur Lösung der Probleme bringt, sie anleitet, wie sie es selbst machen können und die ersten Schritte unterstützt. Wichtig ist es, dann schrittweise die Unterstützung zurückzunehmen. Denn das langfristige Ziel ist es ja, dass die Betroffenen allein klarkommen.

Selbsthilfegruppen. In Selbsthilfegruppen können sich Betroffene über ihre persönlichen Erfahrungen austauschen und viele Tipps und Tricks teilen. Wir haben erlebt, dass die Betroffenen von Selbsthilfegruppen sehr profitieren können und sich viele sehr wohl dabei fühlen, sich offen mit anderen aussprechen zu können.

Viele Betroffene haben so Gleichgesinnte gefunden und sich zu einer Gruppe zugehörig gefühlt. Der ungezwungene Austausch untereinander und der Austausch von Erfahrungen helfen auch dabei, die Schwierigkeiten im Alltag und die Sorgen und Probleme besser verarbeiten zu können. In vielen Städten gibt es inzwischen Selbsthilfegruppen. Informationen finden sich im Internet. Ein guter Einstiegspunkt für die Suche ist der Selbsthilfeverein ADHS-Deutschland e. V. (http://www.adhs-deutschland.de). Dort finden sich Informationen und Links für Betroffene, Angehörige und Fachpersonen. Manchmal gibt es zwar keine Selbsthilfegruppen für Betroffene, aber Elterngruppen. Diese Gruppe könnte ein Anlaufpunkt sein, denn aus vielen Elterngruppen bilden sich irgendwann auch Betroffenengruppen.

Neurofeedback. Ein neuerer Ansatz ist das sogenannte Neurofeedback. Dabei werden körperliche Signale (in diesem Fall die elektrischen Hirnströme) erfasst und auf einem Bildschirm sichtbar gemacht. Die Betroffenen üben dann, ihre Gehirnaktivität willentlich zu steuern. Dabei bekommen sie auf dem Bildschirm direkt Rückmeldung, wie gut es klappt. Diese Rückmeldung ist das Feedback aus der Gehirnaktivität. Über die selbstkontrollierte willentliche Steuerung der Hirnaktivität sollen längerfristige Veränderungen in der Hirntätigkeit angestoßen werden. Für den Bereich der Erwachsenenbehandlung ist dieses Verfahren noch nicht ausreichend untersucht. Bei Kindern hat es jedoch vielversprechende Effekte für die Behandlung der Unaufmerksamkeit, Impulsivität und Hyperaktivität gezeigt. In jüngerer Zeit wurden auch einige Studien zum Neurofeedback bei Erwachsenen durchgeführt. Hier scheint die Befundlage noch nicht ganz so eindeutig, wobei die Ergebnisse eher dafür sprechen, dass Neurofeedback bei Erwachsenen mit ADHS die Symptome der Unaufmerksamkeit und Konzentrationsprobleme verbessert, während es im Bereich der Hyperaktivität und Impulsivität eher weniger zu wirken scheint. Allerdings lassen sowohl die Forschung als auch die technischen Entwicklungen hier noch auf weitere Verbesserungen hoffen, was aber die Zukunft erst zeigen wird.

Ernährung. Schon seit sehr langer Zeit wird darüber diskutiert, ob ADHS durch eine ungesunde Ernährung entstehen kann. Dazu kann man aus heutiger wissenschaftlicher Sicht feststellen, dass dies nicht der Fall ist. Aber aus dieser Annahme heraus sind auch eine Vielzahl von Ernährungstipps entstanden, die dazu dienen sollen, die ADHS-Symptomatik zu bessern. Auch wenn ADHS nicht durch die Ernährung entstehen kann, gibt es aber inzwischen in wenigen Studien Hinweise darauf, dass bestimmte Diäten die Symptomatik in geringem Umfang beeinflussen können. Allerdings ist die Befundlage sehr uneindeutig und deutliche Verbesserungen lassen sich durch Ernährungsumstellungen in der Regel nicht erreichen. Sowohl das Weglassen von künstlichen Farbstoffen oder künstlichen Süßstoffen (Aspartam) als auch die sogenannte Eliminationsdiät, bei der Lebensmittelunverträglichkeiten identifiziert und diese Lebensmittel dann vermieden werden, hat in wenigen Studien einen kleinen Effekt der Besserung erbracht. Gleiches gilt für die Verwendung von langkettigen Fettsäuren (Omega-3- oder Omega-6-Fettsäuren) als Nahrungsergänzungsmittel, die vereinzelt eine Verbesserung von ADHS-Symptomen erbracht haben sollen. Insgesamt muss aber festgehalten werden, dass die Behandlung der ADHS auf Basis einer Diät auf keinen Fall ausreicht, um eine bedeutende Verbesserung der Symptomatik zu erreichen. Grundsätzlich wird aber natürlich, wie allen Menschen, auch ADHS-Betroffenen eine gesunde und ausgewogene Ernährung helfen, nicht zuletzt, weil sie grundsätzlich die körperliche als auch insbesondere die kognitive Leistungsfähigkeit erhöht.

Sport. Immer wieder wird auch zu ausreichend körperlicher Bewegung und Sport geraten. Viele Betroffene berichten, dass es ihnen im Alltag hilft, runter zu kommen, sich zu entspannen, und dass es sich auch positiv auf ihre Aufmerksamkeit auswirkt. Manche berichten auch, dass Sport in den Abendstunden ihnen hilft, besser schlafen zu können. Studien zeigen, dass generell regelmäßige Bewegung, die das Herz-Kreislauf-System stärkt (etwa 30 Minuten Joggen, Radfahren oder Wandern), sich positiv auf den menschlichen Organismus auswirkt. Neben den rein körperlichen Vorteilen werden auch positive Effekte auf der gedanklichen Ebene, vor allem auf vorausschauende Planung und Arbeitsgedächtnis berichtet. Unbestritten ist die Tatsache, dass regelmäßige Bewegung positive Auswirkungen auf den Menschen hat. Es stellt sich jedoch zusätzlich die Frage, ob die ADHS-Betroffenen »nur« genau wie jeder andere Mensch auch von der Bewegung profitieren oder ob der Sport bei ihnen spezifische Effekte hat und dann als Behandlung von ADHS eingesetzt werden kann. Leider ist es noch nicht ausreichend wissenschaftlich untersucht, ob ADHS-Betroffene von Sport als Therapie spezifisch profitieren.

Persönlich glauben wir jedoch, dass jeder Einzelne nichts zu verlieren hat, es für sich auszuprobieren. Auf jeden Fall nimmt man dann die »normalen« positiven Effekte des Sports mit – ob es darüber hinaus noch etwas bringt, das muss jede und jeder für sich entscheiden.

2.1 Psychotherapie

Bis vor einigen Jahren gab es zur psychotherapeutischen Behandlung von Erwachsenen wenig Untersuchungen zu deren Wirksamkeit. In den letzten Jahren sind glücklicherweise mehrere Behandlungsansätze entwickelt worden, die auf die ADHS bei Erwachsenen abgestimmt sind. Dabei gibt es Ansätze, die für eine Einzelpsychotherapie entwickelt wurden, und solche, die für eine ganze Gruppe von Betroffenen einsetzbar sind.

Aus der Praxis 3

Muss ich die Kosten für eine Psychotherapie selbst tragen?

Diese Frage ist mit einem einfachen Nein zu beantworten. Die Krankenkassen übernehmen in der Regel die Kosten für eine bestimmte Anzahl von Psychotherapiestunden, wenn die Behandlung von einem Psychologischen oder einer Ärztlichen

Psychotherapeutin durchgeführt wird. Es wird also nicht jede Behandlung, die es auf dem Markt gibt, bezahlt, vielmehr beschränken sich die Krankenkassen bei der Psychotherapie auf die Kostenübernahme der anerkannten Psychotherapie-Verfahren wie → Verhaltenstherapie, → Tiefenpsychologische, → Psychoanalytische oder → Systemische Psychotherapie. Für die Behandlung der ADHS wird meist die Verhaltenstherapie empfohlen, zu deren Wirksamkeit auch die meisten Erfahrungen vorliegen.

Bei der Psychotherapie ist das wichtigste Therapie-Element immer das Gespräch. Manche Menschen wundern sich, dass das Miteinander-Sprechen etwas an der eigenen Aufmerksamkeit und Impulsivität ändern soll. So einfach ist das natürlich nicht. Aber in einem psychotherapeutischen Gespräch lassen sich Probleme und ungünstige Verhaltensweisen herausfinden und dann neue, günstigere Strategien erarbeiten. Diese Strategien werden dann in der Regel intensiv eingeübt. Und dieses Einüben neuer Verhaltensweisen, genau wie das Erlernen neuer Dinge, führt tatsächlich zu Veränderungen im Gehirn auch bei Erwachsenen. Es passt sich an neue Aufgaben an, es lernt ständig dazu. Alle Prozesse, für die wir unser Gehirn brauchen, verändern es auch. Verschiedene Regionen werden aktiviert und neue Verbindungen zwischen diesen geschaffen. Auch wenn wir als Erwachsene manchmal mehr üben müssen als Kinder, können wir auch Neues lernen und uns ändern.

Die verschiedenen psychotherapeutischen Verfahren zur Behandlung der ADHS haben unterschiedliche Schwerpunkte. Spezielle Psychotherapieverfahren, die teilweise auch schon wissenschaftlich geprüft sind und ihre Wirksamkeit bewiesen haben, wollen wir Ihnen nun kurz vorstellen. Ihre Therapeutin wird in der Regel mit Ihnen oder für Sie dasjenige Programm auswählen, das auf Ihre Probleme am besten passt. In der Psychotherapie gibt es viele klassische therapeutische Methoden, die zum Erfolg beitragen. Die Therapeutin sucht aus vielen Einzelstrategien Elemente aus und kreiert dann ein individuelles Konzept, das auf die Person und deren persönliche Geschichte zugeschnitten ist.

Psychotherapie ist immer ein Prozess. Vor allem in einer Einzeltherapie wird das Vorgehen immer angepasst. Damit sie wirksam ist, muss sich der Therapeut nicht haargenau an ein bestimmtes Therapiematerial halten. Viel wichtiger ist, dass Sie gemeinsam Ihre Probleme und Ziele besprechen und dann während der Sitzungen immer mal wieder schauen, ob sich an Ihren Zielen etwas geändert hat. Wichtig ist die Richtung und dass es etwas mit Ihnen zu tun hat.

Manchmal ist Therapie anstrengend und man weiß nicht genau, warum die Therapeutin einen bestimmten Kurs wählt oder eine bestimmte Übung machen will. In so einem Moment können Sie ruhig darauf vertrauen, dass die Therapeutin immer mehrere Schritte vorausplant und ein bestimmtes Ziel im Auge hat.

Übersicht über Therapieprogramme für ADHS im Erwachsenenalter

Seit einiger Zeit gibt es spezielle Therapieverfahren, die für die ADHS im Erwachsenenalter entwickelt wurden. Einige Programme sind ursprünglich als Gruppenverfahren entwickelt worden. Sie lassen sich aber auch in eine Einzeltherapie integrieren. Alle diese Verfahren wurden in der Entwicklungsphase auf ihre Wirksamkeit überprüft. Bei manchen Verfahren ist die Wirksamkeit nicht wirklich gut belegt, bei allen gibt es aber gute Hinweise darauf, dass sie einen Effekt haben.

- **Das Freiburger Konzept.** Das älteste deutsche Programm ist das sogenannte Freiburger Konzept von Hesslinger und Kollegen aus dem Jahr 2004. Es ist ein Gruppenprogramm, bei dem besonderer Wert auf die Verbesserung des Umgangs mit den Problemen, die sich aus der ADHS ergeben, gelegt wird. Im Fokus steht auch der Umgang mit Gefühlen. Es nutzt viele Elemente aus der sogenannten → Dialektisch-Behavioralen Therapie. Zentraler Bestandteil ist die Achtsamkeit. Inhalte des Programms sind → Psychoedukation, Achtsamkeit, Verhaltensanalyse, Gefühlsregulation, Impulskontrolle und Handlungsplanung, Stress, Sucht, Beziehungen / Selbstachtung.

- **Gruppenprogramm von Lauth und Minsel (2009).** Die Besonderheit dieses kognitiv-verhaltenstherapeutischen Gruppenprogramms ist, dass es sich auch intensiv mit der sogenannten → Prokrastination oder »Aufschieberitis« auseinandersetzt. Inhalte sind Zielbildung, Selbstorganisation, Zeitplanung sowie Aufbau und die Pflege sozialer Kontakte.
- **Psychoedukation und Coaching von D'Amelio und Kollegen (2009).** Dieser Ansatz bei ADHS im Erwachsenenalter wurde ebenfalls als Gruppenprogramm konzipiert. Nach einer Klärung der Problemlage und der persönlichen Stärken werden Hilfen zur Zielbestimmung, Strukturierung und Umsetzung gegeben.
- **Einzeltherapieprogramm von Safren.** Als kognitiv-verhaltenstherapeutisches Einzeltherapieprogramm gibt es ein Vorgehen von Safren und Kollegen aus dem Jahr 2009, welches in den USA entwickelt wurde, aber auch auf Deutsch vorliegt. Hierbei wird sich auch intensiv mit Gedanken auseinandergesetzt und der Frage nachgegangen, wie sie den Menschen in seinem Denken, Fühlen und Handeln beeinflussen.
- **TADSE von Baer und Kirsch (2010).** Ein weiterer Ansatz, der zunächst für die Gruppentherapie entwickelt wurde, ist unser TADSE-Training. TADSE steht für **T**raining bei **ADS** im **E**rwachsenenalter. Das Besondere an diesem Ansatz ist, dass er neben Tipps und Tricks für den Alltag auch versucht, die Probleme an der Wurzel zu packen. Diese liegen in der mangelnden Fähigkeit zur Hemmung von Impulsen (s. auch Abschn. 1.7). Diese Fähigkeit soll mit Übungen auf der neuropsychologischen Ebene gestärkt werden. Die Symptome sollen sich dadurch verringern und Folgeprobleme gar nicht mehr entstehen.

Wir denken und haben inzwischen auch nachgewiesen, dass die Aufmerksamkeit und die Impulsivität mithilfe von psychotherapeutischen Trainingsverfahren veränderbar sind. Dazu bedarf es etwas Zeit und Übungswillen. Denn eine Veränderung kommt nicht über Nacht, vielmehr muss sie erarbeitet werden. Viele Prozesse laufen bei Erwachsenen ganz automatisch ab. Man merkt gar nicht mehr, wie man etwas tut, man tut es einfach, man ist sozusagen im Autopiloten-Modus. Leider können sich dabei Vorgehensweisen eingeschlichen haben, die nicht zum Ziel führen oder nur mit viel Kraftaufwand oder großen Umwegen dort ankommen. Deshalb gilt es, neue Wege zu finden bzw. angepasst an die eigenen Fähigkeiten den für Sie besten Weg zu wählen. Das heißt, dass vieles aus dem Autopiloten herausgeholt werden muss und in einer verbesserten Weise neu geübt werden muss. Bis es dann nach viel Übung wieder »verbessert« zu einem neuen Autopiloten werden kann.

Es gibt eine Vielzahl von verhaltenstherapeutischen Ansätzen, die sich für die psychotherapeutische Behandlung von ADHS im Erwachsenenalter nutzen lassen.

- **Impuls-Kontroll-Techniken** helfen dabei zu lernen, die eigene Impulsivität und Ablenkbarkeit zu reduzieren. Hier geht es in erster Linie darum, die häufig als automatisch erlebte Abläufe, die zu impulsivem und unkonzentriertem Verhalten führen, zu unterbrechen und durch ein besonneneres Verhalten zu ersetzen. Diese Techniken bedürfen einiges an Übung, man kann sie ein bisschen wie ein Sport-Training verstehen, bei dem man neue, schwierige Bewegungsabläufe erlernt, nur dass das Training der Impulskontrolle im Kopf stattfindet.
- **Ansätze zur Emotionsregulation** fokussieren darauf, den Umgang mit starken und oft überwältigenden Gefühlen zu verbessern und zu lernen, in emotionalen Situationen angemessener zu reagieren und die Gefühle besser kontrollieren zu können.
- **Achtsamkeit** kann auch bei ADHS helfen. Achtsamkeitstechniken können sowohl für die Impulskontrolle als auch für die Emotionsregulation eingesetzt werden. Bei diesem Ansatz, der seinen Ursprung in Meditationstechniken hat, geht es darum, die Welt und sich selbst wertfrei und gelassen wahrzunehmen und dadurch mehr Ruhe und Zufriedenheit zu erreichen.
- **Kognitive Verfahren** beschäftigen sich besonders mit dem Einfluss unserer Gedanken auf unsere Gefühle und unser Wohlbefinden. Mithilfe der kognitiven Verfahren sollen Gedanken und Annahmen hinterfragt und verändert werden, für die in

der Therapie herausgefunden wurde, dass sie den Betroffenen nicht guttun.

- **Soziales Kompetenztraining** zielt auf die Schwierigkeit vieler ADHS-Betroffenen, im Umgang mit anderen gut zurechtzukommen. Im sozialen Kompetenztraining wird ein besserer und erfolgreicher Umgang mit anderen gelernt und es werden Techniken erarbeitet, wie die eigenen Wünsche und Bedürfnisse angemessen geäußert und die eigenen Ziele konfliktfrei erreicht werden können.
- **Alltagstechniken**. Wichtig in der ADHS-Therapie ist es auch, die Dinge, die man dort lernt, im Alltag gut anwenden und damit alltägliche Probleme, die mit ADHS verbunden sind, besser meistern zu können. Dafür können Ansätze zu Organisationstechniken, Zeitmanagement, Verbesserung des Gedächtnisses und Reduktion der Prokrastination (Aufschieberitis) eingeübt werden.

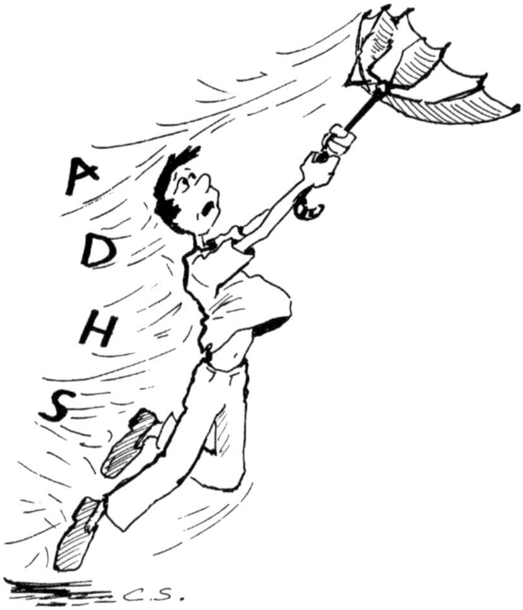

Aus der Praxis 4

Wie sieht es denn aus, wenn ich einen »Autopiloten« im Alltag benutze?

Wenn Sie Autofahren, ist das ein gutes Beispiel dafür, wie verinnerlichte Prozesse wie auf »Autopilot« ablaufen. Machen Sie mit uns ein kleines Experiment!

Können Sie ganz schnell sagen, mit welcher Hand Sie den Scheibenwischer im Auto anmachen?

Mit rechts, genau. Woher haben Sie das gewusst? Ist es etwa Wissen, das Sie explizit gedanklich in der Fahrschule gelernt haben? Meist nicht. Die meisten Menschen werden unwillkürlich die Situation im Auto vor das innere Auge geholt haben und die Handbewegung gedanklich nachvollzogen haben. Dabei haben sie einen normalerweise automatisierten Prozess ins Bewusstsein geholt. Körper und Geist neigen dazu, Ressourcen zu sparen. Alles, was automatisiert werden kann, spart Aufmerksamkeit, Zeit und Kraft. Handlungsketten sind besonders oft automatisiert. Das heißt, sie sind so unbewusst und intuitiv möglich, dass keine gedankliche Steuerung, keine bewusste gedankliche Hinwendung nötig ist. Die Tatsache, dass etwas unbewusst abläuft, ist vorteilhaft, weil dann anderes parallel ablaufen kann. Wollen wir also den Scheibenwischer anstellen, so läuft das automatisch. Wir können trotzdem weiterfahren, die Pedale und das Lenkrad bedienen. Vielleicht auch noch nebenbei Musik hören, nachdenken oder uns unterhalten.

Diejenigen, die schon einmal in England waren und dort ein Auto ausgeliehen haben, wissen, dass es sich nicht nur komisch anfühlt, auf der anderen Straßenseite zu fahren, sondern dass hinzukommt, dass Scheibenwischerbedienung und Blinker für uns vertauscht sind. Vielen passiert es dann, dass sie ganz automatisch und unbewusst die Handbewegung durchführen und statt des Blinkers den Scheibenwischer anstellen. Um sich umzugewöhnen, muss man ganz bewusst handeln und die neuen Handlungsweisen üben. Das Autofahren auf der anderen Seite unter geänderten Bedingungen fällt vielen zunächst schwer, man muss gedanklich viel besser bei der Sache sein. Vielleicht fährt man auf einer leeren Straße auch einmal auf der falschen (oder für uns richtigen) Seite los. Es ist möglich, umzulernen und auch die neue Weise wieder so gut zu lernen und zu verinnerlichen, dass sie automatisiert wird. Dies bedarf aber einer häufigen Durchführung, es erfordert also ein stetes Üben.

Ebenso kann man es sich bei allen anderen automatisierten Handlungen vorstellen. Um sie zu verändern, müssen sie zunächst ins Bewusstsein geholt und dann verändert so oft durchgeführt werden, bis sie wieder ins Unterbewusste zurückkönnen.

Dieses Prinzip nutzen wir in unserem verhaltenstherapeutischen Training für Erwachsene mit ADHS.

2.2 Medikamente

Viele Betroffene interessieren sich auch für eine medikamentöse Behandlung der ADHS. Im deutschen Raum erfolgt die medikamentöse Behandlung der ADHS meist mit einer von zwei Arzneimittelgruppen: → Stimulanzien und → Atomoxetin. Beide Präparate haben Vor- und Nachteile, die individuell geprüft werden sollten.

Alle Medikamente, die bei ADHS eingesetzt werden, sind rezept- und apothekenpflichtig. Ohne ausführliche Diagnostik und ohne ärztliche Verordnung dürfen sie nicht eingenommen werden.

Stimulanzien

Die Medikamente, die bei ADHS am wirksamsten sind, sind → Stimulanzien. Die bekannteste und am häufigsten eingesetzte Stimulanz ist das Methylphenidat (Handelsname: Ritalin®, derselbe Wirkstoff ist auch unter anderem Namen auf dem Markt:

Medikinet®, Equasym®, Methylphenidat Hexal®, Methylphenidat 1A Pharma®, Methylpheni TAD®). Nach Einnahme kommt es relativ schnell (nach etwa 20 bis 30 Minuten) zum Einsetzen der Wirkung. Die Wirkung lässt nach einigen Stunden wieder nach. Die Substanz ist mittlerweile auch in retardierter Form verfügbar. Hierbei wird der Wirkstoff deutlich langsamer ausgeschüttet, dadurch hält die Wirkung länger an. Die Dosierung erfolgt bei Erwachsenen nicht im direkten Zusammenhang mit dem Gewicht, wie es bei Kindern der Fall ist. Es empfiehlt sich, bei Erwachsenen mit niedrigen Dosen einzusteigen und langsam schrittweise zu erhöhen, bis eine Verbesserung zu spüren ist.

Für den Einsatz im Erwachsenenalter sind nur einige der Methylphenidat-Produkte zugelassen, sämtliche mit einem verzögerten Wirkeintritt, also in retardierter Form. Das erste in Deutschland für Erwachsene zugelassene Medikament war Medikinet adult®. Weitere inzwischen für Erwachsene zugelassene Produkte sind Ritalin adult® und Concerta®. Alle Produkte haben gemeinsam, dass die Wirkung des Methylphenidats zur Hälfte schnell einsetzt und zur anderen Hälfte verzögert, weil ein Teil der Tablette langsamer abgebaut wird. Somit ist die Wirkdauer über mehrere Stunden sichergestellt. Zur Verschreibung auf Krankenkassenrezept sind einige Vorgaben einzuhalten, die Ihr Arzt sicher mit Ihnen durchgehen wird.

Methylphenidat wird, wenn nichts dagegenspricht (also keine → Kontraindikation besteht), meist zuerst versucht. Psychiater nennen es auch die medikamentöse Therapie erster Wahl. Es wird sowohl bei Kindern als auch bei Erwachsenen angewendet. Alternativ zu Methylphenidat kann auch ein → Amphetamin-Präparat verschrieben werden. Für Erwachsene zugelassen ist der Wirkstoff → Lisdexamfetamin (Handelsname Elvanse®-Adult). Auch dieses Präparat ist ein Retard-Produkt mit einer verzögerten Substanz-Freigabe.

Die Substanzgruppe der Stimulanzien fällt in Deutschland unter das Betäubungsmittelgesetz, weshalb besondere Bestimmungen bei der Verschreibung gelten. Methylphenidat bewirkt in erster Linie eine Erhöhung der Verfügbarkeit der Botenstoff- oder Überträgersubstanz → Dopamin (vgl. Abschn. 1.7) und in wesentlich geringerem Maße eine Verbesserung der Verfügbarkeit von → Noradrenalin- und → Serotonin im Gehirn. Diese Stoffe sind Botenstoffe, die bei normalen Verhaltens- und Denkprozessen beteiligt sind. Über eine Hemmung der sogenannten Dopamin-Transporter führt Methylphenidat zu einer Erhöhung der Verfügbarkeit vor allem in den Bereichen des Gehirns, die an allen wichtigen Verhaltens- und Denkprozessen beteiligt sind. Die Wirksamkeit von Stimulanzien bei ADHS im Erwachsenenalter wurde in mehreren → Placebo-kontrollierten → Doppelblindstudien belegt. Placebo-kontrolliert heißt, dass ein Teil der Patienten statt der Pille mit dem Wirkstoff eine gleichaussehende Pille bekam, die aber keinen Wirkstoff enthielt. Bei der Messung von Symptomen und Problemen zeigte sich, dass sich bei den ADHS-Betroffenen, die den tatsächlichen Wirkstoff erhalten hatten, eine deutlichere Besserung der Symptome ergab.

Nebenwirkungen. Wie bei vielen Medikamenten kann es auch bei der Einnahme von Methylphenidat zu Nebenwirkungen kommen. Dabei handelt es sich meist um Schlaf- und Appetitstörungen, leichte Gewichtsabnahme und Kopfschmerzen. Außerdem hat Methylphenidat Auswirkungen auf Blutdruck und Puls. Deshalb sollten diese vor Behandlungsbeginn normal sein. In jedem Fall ist die Einnahme von Methylphenidat mit einem Arzt zu besprechen. Es gibt Fälle, da sollte dieses Medikament nicht eingenommen werden. Ebenso kann es in Kombination mit anderen Medikamenten zu besonderen Risiken und Nebenwirkungen kommen.

Aus der Praxis 5

Kann man von einem Methylphenidat-Medikament süchtig werden?

Oft werden uns diese oder ähnliche Fragen zur medikamentösen Behandlung gestellt. Diese Frage wird auch in Fachkreisen diskutiert. Obwohl manche tierexperimentelle Studie zeigt, dass durch die Gabe von Methylphenidat das Belohnungszentrum aktiviert wird (was als suchtgefährdend eingestuft wird), zeigen Studien bei Patienten mit ADHS, die über längere Zeit begleitet wurden, kein erhöhtes Suchtrisiko bei der Einnahme von Methylphenidat in Tablettenform. Ganz im Gegenteil zeigt sich sogar, dass das Risiko, eine Suchterkrankung zu entwickeln, bei den Betroffenen, die als Kinder mit Methylphenidat behandelt wurden, im Vergleich zu den Betroffenen, die keine medikamentöse Behandlung bekommen hatten, geringer war. Somit heißt es manchmal, dass dem erhöhten Suchtrisiko (was die ADHS an sich mit sich bringt) damit begegnet werden kann, bei Behandlungsbedürftigkeit auch schon im Kindesalter angemessen medikamentös zu therapieren. Forschungen haben gezeigt, dass das Risiko, substanzabhängig zu werden, stark ansteigt, wenn zu der ADHS auch noch Probleme im Sozialverhalten (also das wiederholte Brechen von sozialen Regeln, Auflehnung gegen Autoritäten, hohe Aggression und Straffälligkeit) hinzukommen.

Letztlich muss jeder für sich und in Absprache mit seiner Ärztin die Entscheidung treffen, ob eine medikamentöse Behandlung das Richtige ist. Hierbei gilt es auch abzuwägen, ob die Vorteile mögliche Nachteile wie Nebenwirkungen, Risiken und Kosten aufwiegen.

Atomoxetin

Seit einigen Jahren wird als Alternative ein anderer Wirkmechanismus mit einer anderen Substanz eingesetzt, das Atomoxetin (Handelsname: Strattera®, Agakalin®, Atomoxe®). Es fällt im Gegensatz zu Methylphenidat nicht unter das Betäubungsmittelgesetz. In Deutschland kann Atomoxetin bei Kindern und Erwachsenen verordnet werden. Die Substanz verursacht vor allen Dingen eine Erhöhung der Noradrenalin-Konzentration im Frontalhirn und – schwächer – auch eine Veränderung des Dopamin-Spiegels. Man weiß, dass Noradrenalin bei Aufmerksamkeit eine wichtige Rolle spielt. Die Wirksamkeit der Behandlung mit Atomoxetin bei

Erwachsenen mit ADHS konnte in mehreren Placebo-kontrollierten Doppelblindstudien nachgewiesen werden. Atomoxetin ist ein Spiegelmedikament, das heißt, dass es einige Zeit genommen werden muss, bevor es seine ganze Wirksamkeit zeigt.

Nebenwirkungen. Auch bei Atomoxetin kann es selbstverständlich zu Nebenwirkungen und Wechselwirkungen mit anderen Medikamenten kommen. Die Einnahme sollte durch einen Arzt verordnet werden. Da Atomoxetin Auswirkungen auf das Herz-Kreislauf-System hat, muss die Verordnung vom Arzt geprüft werden. Zu den am häufigsten auftretenden Nebenwirkungen bei Erwachsenen gehören unter Atomoxetin Mundtrockenheit, Appetitminderung, Schlafstörungen und Übelkeit.

Weitere Wirkstoffe

Auch andere Medikamente werden gelegentlich für oder gegen ADHS eingesetzt und haben ihre Wirksamkeit in Einzelfällen oder der klinischen Praxis bewiesen. Diese Mittel sind jedoch nicht ursprünglich für ADHS entwickelt worden und auch nicht für diese Anwendung zugelassen. Dazu gehören vor allem Wirkstoffe wie Guanfacin, Bupropion, Venlafaxin und Buspiron. Oftmals werden sie angewendet, wenn eine → Kontraindikation für eines der anderen Medikamente besteht oder zusätzlich zur ADHS noch andere Probleme vorhanden sind, wie z. B. Depressionen oder Ängste.

2.3 Was können Sie selbst tun?

Generell kann das menschliche Aufmerksamkeitssystem stark von äußeren Faktoren beeinflusst werden. Jeder kennt es, dass nach einer Mittagspause mit einem guten Essen das Denken schwerfallen kann. Genauso schwierig ist es jedoch zu denken, wenn man sehr hungrig, durstig oder müde ist. Ob man ADHS hat oder nicht, ist dabei ganz egal.

Es gibt Dinge, die sich insgesamt positiv auf die Gesundheit und das Wohlbefinden auswirken.

Achten Sie also darauf, dass Sie …

- ausreichend Schlaf bekommen.
- sich ausgewogen ernähren.
- sich regelmäßig bewegen.
- immer wieder Pausen einlegen (kein Mensch kann sich stundenlang am Stück konzentrieren).
- Versuchen Sie, an Ihrem Arbeitsplatz möglichst wenig Ablenkendes zu haben.
- Manche brauchen einen stillen Arbeitsplatz, anderen hilft es vielleicht, leise Hintergrund-Musik anzumachen, um ein stetes Geräusch zu haben, was einzelne ablenkende Geräusche verdeckt. Probieren Sie es aus.
- Wenn Sie sehr vergesslich sind, erarbeiten Sie sich ein System (s. auch Abschnitte 3.4 und 3.5).
- Schaffen Sie sich Ausgleich. Im Leben sollte ein Gleichgewicht herrschen zwischen Arbeit und Freizeit, Hausarbeit und Hobbys, ruhigen Tätigkeiten und solchen mit Bewegung sowie Zeit allein und in Gesellschaft.
- Sollten Sie regelmäßig Medikamente einnehmen müssen, die die Leistungsfähigkeit verschlechtern, sprechen Sie mit Ihrem Arzt, wann und wie Sie die Einnahme optimieren könnten (z. B. Medikamente, die müde machen, abends einnehmen).
- Sollten Sie regelmäßig (oder unregelmäßig, aber in großen Mengen) Alkohol konsumieren, so reduzieren Sie dies möglichst. Im berauschten Zustand ist die Aufmerksamkeit eingeschränkt, die Impulsivität erhöht. Aber auch wenn man nüchtern ist, kann ein regelmäßiger erhöhter Alkoholkonsum noch Folgen für das Aufmerksamkeitssystem haben.
- Sollten Sie regelmäßig oder unregelmäßig legale oder illegale Drogen konsumieren, so stellen Sie den Gebrauch ein. Die Drogen – aber auch deren Folgen – haben Einfluss auf das Aufmerksamkeitssystem. Um den Drogenkonsum zu beenden, könnte professionelle Hilfe nötig sein.

Aus der Praxis 6

ADHS oder Folgen von Cannabiskonsum?

Oft kommen Menschen zu uns und erzählen, dass sie sich nur schlecht konzentrieren können, sehr zerstreut und vergesslich seien, sich oft im Alltag verzetteln, Probleme haben, Termine einzuhalten und eine Tagesstruktur aufzubauen, oder sich nur schlecht entspannen können. Im weiteren Gespräch wird klar, dass sie auch mehr oder weniger regelmäßig Cannabis rauchen. Sie sehen aber in ihrem Konsum kein Problem, da sie es z. B. »nur zum Entspannen am Abend« machten. Manche berichten auch davon, dass ihre ADHS-Symptome unter Cannabis deutlich besser werden. Oder sie sind der festen Überzeugung, dass Cannabis nicht schlimm sei und keinen Schaden anrichte.

Leider ist diese Aussage nicht immer zutreffend! Es stimmt zwar, dass es Menschen gibt, bei denen der regelmäßige Konsum zunächst keine merklichen negativen Folgen hat, bei anderen Menschen jedoch führt er schnell zu beobachtbaren Einbußen. Langfristig hat der Konsum aber fast immer Folgen.

Wir erklären unseren Sprechstundenbesuchern dann:

»Wenn Sie Probleme im Alltag haben – und davon gehen wir aus, denn sonst hätten Sie uns ja nicht aufgesucht –, wenn Sie also die beschriebenen Probleme haben und trotzdem weiterhin Cannabis konsumieren, so können wir nicht wissen, woher die Probleme kommen. Ohne Ihnen unterstellen zu wollen, dass Sie abhängig sind oder eine Suchterkrankung haben, möchten wir Sie darauf hinweisen, dass Cannabis bei manchen Menschen Probleme im Alltag hervorrufen kann. Ob Sie zu dieser Gruppe von Menschen gehören, wissen wir nicht. Ob Ihr Problem jetzt ADHS oder eine Folge des Gebrauchs ist, wissen wir erst, wenn Sie eine Zeitlang kein Cannabis mehr genommen haben. In jedem Fall können Sie aber nur gewinnen, wenn Sie es eine Zeitlang sein lassen.

Denn Studien haben gezeigt, dass Cannabiskonsum das Gehirn beeinflusst, dass es psychische Probleme auslösen kann.«

Das gleiche gilt natürlich auch für andere Drogen sowie für Alkohol.

2.4 Was sollten Sie Fachleuten überlassen?

Die Diagnose kann man sich leider nicht selbst stellen. Der Verdacht kann da sein, die Wahrscheinlichkeit kann auch hoch sein und trotzdem sollte die Diagnose von Fachleuten gestellt / bestätigt werden. Wie zuvor beschrieben, kann es ja auch andere Erkrankungen geben, die ähnlich aussehen, aber ganz anders zu behandeln sind. Um unnötiges Leiden oder auch Fehlbehandlungen zu vermeiden, sollte man sich an einen Experten wenden.

Die Frage, ob und welches Medikament genommen wird, sollten Sie ebenso der Fachperson überlassen. Wenn man ein Medikament einnimmt, sollte man es nur wie verordnet einnehmen. Oder Sie sprechen mit Ihrer Ärztin ab, in welchem Rahmen Sie Ihr Medikament selbst dosieren können. Bei manchen Medikamenten kann das abrupte Absetzen zu großen Problemen führen. Wenn Sie Ihr Medikament nicht mehr einnehmen wollen, sollten Sie deshalb Rücksprache mit Ihrem Arzt halten. Ein schrittweises Herunterdosieren ist dann meist für den Körper besser verträglich.

2.5 Wie können Angehörige helfen?

Für die Angehörigen ist die Situation oft nicht einfach. Sie wollen helfen, wissen aber nicht wie. Das Miteinander mit einem betroffenen Angehörigen kann manchmal auch anstrengend sein. Die eigenen Nerven liegen gelegentlich blank und es kann zu sich gegenseitig hochschaukelnden Problemen kommen. Andererseits gibt es sicher auch Momente, wo die Energie und die kreativen Ideen des anderen einen selbst beflügeln und mitreißen können.

ADHS ist keine Entschuldigung, sondern eine Erklärung. Sie erklärt, dass Dinge häufiger mal vergessen werden, dass konzentriertes Arbeiten nicht so lange am Stück möglich ist und dafür mehr Energie benötigt wird (deshalb kann es auch sein, dass am Nachmittag oder Abend erst einmal eine Pause gebraucht wird), das gutes Zeitmanagement eine Herausforderung darstellt und dass vieles impulsiv geschieht. Dies können Handlungen, aber auch Aussagen sein. Machen Sie sich klar, dass impulsive Aussagen oft über das Ziel hinausschießen und gar nicht so gemeint sind. Sie kennen ja sicher von sich selbst auch Situationen, in denen Sie anderen, die Sie geärgert haben, gerne mal ein böses Wort an den Kopf werfen würden. Wenn Sie nicht von ADHS betroffen sind und keine Impulsstörung haben, können Sie das in der Regel runterschlucken. Nur wenn Sie sich sehr stark geärgert haben, machen Sie sich deutlich Luft. Bei Betroffenen mit ADHS ist diese Schwelle niedriger, ihnen rutscht schneller mal ein böses Wort heraus, das eigentlich gar nicht so gemeint war. Sagen Sie Ihren Angehörigen durchaus, dass Sie sich gekränkt oder verletzt fühlen, fragen Sie aber auch ruhig nach, ob die Aussage wirklich so gemeint war.

In diesem Buch stellen wir im Selbsthilfeteil Elemente aus unserem Training vor. Einige dieser Übungen werden sicher noch effektiver, wenn Sie Ihren Angehörigen in der Umsetzung unterstützen könnten. Neue Dinge zu lernen ist ein Prozess. Es wäre schön, wenn Sie helfen könnten, indem Sie mal erinnern, mal aufmuntern, dranzubleiben, oder die ein oder andere Übung sogar mitmachen.

Der Baustein zu »Impulse steuern lernen« ist ganz zentral. Mit ihm werden wichtige Grundlagen gelegt, auf die alle anderen Bausteine zugreifen. Hierbei wäre die Unterstützung von Angehörigen sehr wichtig. Zunächst soll nämlich die altgewohnte Herangehensweise gestoppt und durch eine zielgerichtete Herangehensweise ersetzt werden. Dafür kann ein Partner, der mit dem Betroffenen die Aufgaben löst und den fragenden Part der »Stopp-Karte« übernimmt, sehr hilfreich sein (Weiteres in Abschn. 3.1)

Vielleicht hilft es Ihnen, wenn Sie sich einiges bewusst machen. Es ist sehr schwierig, allgemein gültige Ratschläge zu geben, die für jeden passen. Oftmals hängt es ja auch von der Art der Beziehung ab (Eltern-Kind, Partner- oder Freundschaft), welche Probleme auftreten oder welche Dinge helfen können. Hinzu kommt, dass keine zwei Menschen gleich sind und so allgemeine Tipps nicht immer passen. Schauen Sie, was bei Ihnen passen könnte, und picken Sie sich das heraus.

Tipps für Angehörige

- ADHS-Betroffenen fällt der Aufschub von Belohnung schwer. Also auch, auf ein weit entferntes Ziel hinzuarbeiten. Überlegen Sie sich zusammen, welche Teilziele den Weg zum langfristigen Ziel markieren.
- Lob bei positiven Dingen ist immer besser als ausgedehntes Motzen bei negativen Dingen. Vielleicht fühlt es sich komisch an, einen erwachsenen Menschen zu loben. Aber warum eigentlich nicht? Was ist so schlimm daran, einmal zu sagen: »Das war super, hast du toll hinbekommen!«
- Sie könnten ja auch darüber sprechen, welches Verhalten Sie sich wünschen würden (stellen Sie sicher, dass Ihr Partner / Ihre Partnerin Ihnen auch zuhört). Manchmal ärgert man sich darüber, dass der Angehörige etwas nicht von selbst tut (z. B. den Müll rausbringen), vielleicht bedarf es einer positiven Erinnerung: »Ich fände es klasse, wenn du den Müll rausbringen könntest.«
- Es kann ADHS-Betroffenen schwerfallen, Konsequenzen vorherzusehen. Sprechen Sie also darüber, was passieren könnte, wenn dies oder jenes getan / gesagt oder auch unterlassen wird.
- Nutzen Sie einen gemeinsamen Kalender, z. B. im Handy, wo Sie für Ihren Angehörigen wichtige Termine eintragen können. Jede Person kann dort eigene Termine eintragen,

die der Partner nicht sieht, etwa für die Arbeit, aber auch gemeinsame Termine, die die ganze Familie dann in ihren Kalendern hat. Vergessen Sie nicht, auch die Erinnerungsfunktion zu aktivieren.

- Jeder darf Fehler machen, auch Menschen mit ADHS.
- Machen Sie Ihrem Angehörigen keinen Vorwurf daraus, ADHS zu haben. Er / Sie kann ebenso wenig dafür wie Sie selbst. Überlegen Sie gemeinsam, wie Sie sich gegenseitig unterstützen können. Wer kann was gut und kann damit den anderen unterstützen?
- Verlieren Sie den Humor nicht.
- Man muss nicht alles selbst können. Ganz getrost kann man auch mal Aufgaben abgeben. Ebenso wenig wie kein Mensch eine Insel ist, ist kein Mensch fähig, alle Last einer Familie zu tragen. Holen auch Sie sich mal Hilfe und Unterstützung in der Familie oder auch von außen.
- Alles, was als Schwäche angesehen werden kann, kann auch eine Stärke sein.

3 Hilfe zur Selbsthilfe

Sie wollen etwas für sich selber tun? Dann möchten wir Sie mit einigen Übungen bekannt machen, die Sie auch ohne professionellen Beistand für sich selbst machen können. Es ist leider nicht möglich, alles aus der Therapie zu ADHS im Erwachsenenalter ohne eine Therapeutin zu erlernen. Einige Ausschnitte können Sie sich jedoch auch selbstständig erarbeiten. Sie werden dabei nicht darum herumkommen, etwas Zeit und Mühe zu investieren. In Abschnitt 2.1 haben wir beschrieben, wie wichtig das Trainieren ist. Wenn Sie selbstständig an einer Veränderung Ihres Verhaltens arbeiten wollen, können Sie das tun. Aber vielleicht geht es ein bisschen leichter, wenn Sie sich jemanden suchen, der mit Ihnen trainiert. Entweder jemanden, der auch gern etwas verändern möchte, oder Sie suchen sich einen privaten Coach. Jemand aus Ihrem privaten Umfeld, der die Dinge, die Sie gern anders machen würden, schon erfolgreich macht und Sie mit Tipps und Tricks unterstützen kann. Wichtig ist nur, dass es jemand ist, der geduldig und wohlwollend ist.

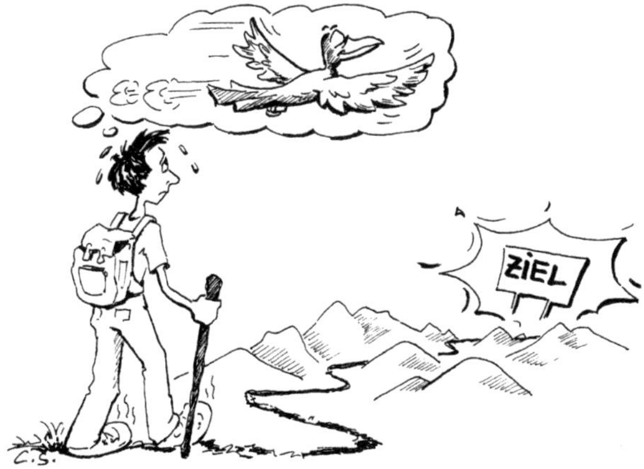

In vielen Bereichen des Lebens geht es leichter, ein Verhalten zu ändern, wenn man es nicht ganz allein tun muss. Haben Sie z. B. einmal versucht, regelmäßig Sport zu treiben, obwohl Sie eigentlich eher unsportlich sind? Allein damit anzufangen, regelmäßig zu trainieren, ist meist sehr anstrengend und man muss den inneren Schweinehund ständig bekämpfen. Viel leichter fällt es, wenn man sich zum Trainieren verabredet. Dann ist der innere Schweinehund meist schon nicht mehr so mächtig und stark.

Wir wollen Ihnen hier verschiedene Themen nahebringen, bei denen viele ADHS-Betroffene Probleme haben. Nicht jeder hat dieselben Probleme in derselben Ausprägung. Allerdings scheinen sich manche Probleme zu häufen. Als wir das vor vielen Jahren ein Training entwickelt haben, befragten wir Betroffene, was sie gerne verändern wollten, in welchen Bereichen sie sich Unterstützung erhofften. Zusammen mit der Ableitung therapeutischer Maßnahmen aus dem Störungsmodell wurde daraus das TADSE-Training (Training bei ADS im Erwachsenenalter) entwickelt.

Hier in dem Selbsthilfebuch wollen wir folgende Themen vorstellen und Ihnen ermöglichen, eigenständig zu trainieren und Veränderungen in Ihr Leben zu bringen:

(1) Impulse steuern lernen
(2) konzentriert arbeiten und fokussieren üben
(3) das Zeitmanagement verbessern
(4) Chaos beseitigen und planvoller handeln
(5) Vergesslichkeit reduzieren
(6) achtsamer werden
(7) Aufschieben vermeiden

3.1 Impulse steuern lernen

Viele Menschen handeln einfach aus einem Gefühl heraus, einem Impuls folgend. Wer kennt es nicht, dass mal etwas einfach so gemacht wurde, und im Nachhinein weiß man, ein anderes Vorgehen wäre besser gewesen. Viele Menschen mit ADHS beklagen, dass sie schlecht abschätzen können, ob sie etwas später bereuen würden. Sie handeln drauf los, ohne groß nachzudenken. Im Nachhinein bereuen sie es regelmäßig, nicht vorher nachgedacht zu haben.

Menschen mit ADHS neigen zu einer hohen Impulsivität. Das heißt, dass sie oft unkontrolliert zu spontanen Handlungen neigen, ohne die Konsequenzen zu beachten. Im Alltag kann Impulsivität leider negative Konsequenzen nach sich ziehen oder von anderen als unpassend angesehen werden.

Eine hohe Impulsivität kann sich auf viele Bereiche des Lebens auswirken wie z. B. in Problemen bei der Bearbeitung von Aufgaben oder dem Ausführen von Arbeitsaufträgen, Schwierigkeiten im zwischenmenschlichen oder sozialen Bereich und Schwierigkeiten in der Lebensführung, z. B. bei längerfristigen Planungen, zielführendem Hinarbeiten auf ein Berufs-, Lebens- oder ein finanzielles Ziel. Viele der in Kapitel 1 beschriebenen Verhaltensprobleme bei ADHS ergeben sich genau aus dieser Impulshaftigkeit. In der Ausführung zum Entstehungsmodell zeigt sich auch ebendiese Schwierigkeit der Hemmung von Impulsen als zentrales Problem der ADHS.

Impulshemmung und Selbstregulation

Impulskontrolle. Eine impulsive Handlung ist gekennzeichnet durch fehlende gedankliche Steuerung der Handlung während der Ausführung. Impulsivität oder impulsives Verhalten ist bei Menschen mit ADHS häufig anzutreffen. Für eine sinnvolle Verhaltenssteuerung ist die Kontrolle über die Impulse sehr wichtig.

Eine gestörte Impulshemmung wirkt sich auf verschiedene Bereiche aus. Das Gedächtnis, der Überblick über Handlungsabfolgen, aber auch die Selbstregulation von Gefühlen und die Verarbeitung von Sprache können gestört sein. Das kann dann im Alltag eine Reihe von Problemen nach sich ziehen.

Hilfsmittel. Um spontanen, unüberlegten Handlungen vorzubeugen, greifen die Menschen auf verschiedenste Hilfsmittel zurück. Bei wichtigen Entscheidungen erbittet man sich z. B. Zeit, um darüber zu schlafen. Beim Einkaufen lässt man sich Kleidungsstücke und Ähnliches zurücklegen. Manche Eltern schicken ihre unartigen Kinder in ihr Zimmer. Erst wenn sich die Eltern beruhigt, über die angemessene Reaktion nachgedacht haben, sprechen sie mit dem Kind. Andere wiederum zählen, bevor sie reagieren, leise bis zehn, wenn sie etwas furchtbar aufregt. Es gibt viele Möglichkeiten, sein »Temperament« zu zügeln. Wir nutzen dafür die Stopp-Technik mit der Stopp-Karte als sichtbarem Hinweis (s. Abb. 4, S. 76).

Stopp-Karte. Die Stopp-Karte soll helfen, die Impulsivität zu verringern. Sie dient als äußerlicher Hinweisreiz zur Impulshemmung. Bevor eine Handlung ausgeführt wird, soll man sich mit ihrer Hilfe selbst bremsen, »Stopp!« sagen und sich das weitere Vorgehen genau überlegen. Zunächst einmal »denken«, dann »prüfen« und erst danach kommt die Ausführung, das »Tun«. Die Stopp-Karte wird zuerst mit der Unterstützung eines Trainingspartners benutzt und soll bei jeder ausführenden Handlung gebraucht werden. Die Benutzung soll durch lautes Aussprechen der drei Schritte begleitet werden. Im Laufe des Trainings soll das Prinzip vom lauten Aussprechen über die bewusste gedankliche Anwendung zur unbewussten Benutzung übergehen. Warum das wichtig ist, erklärt sich so:

Im Alltag laufen viele Dinge völlig unbewusst ab, wie z. B. Lesen und Schreiben, Zähneputzen oder Autofahren. Das Gehirn schaltet dann auf »Autopilot«, die Tätigkeit verrichtet man wie nebenbei (s. auch S. 59). Die verschiedenen Teilschritte laufen automatisch nacheinander ab. Das spart geistige Ressourcen, die für anderes verwendet werden können. Eigentlich ist so eine Automation etwas sehr Sinnvolles und Effektives. Manchmal jedoch schleichen sich fehlerhafte Automatismen ein. Nehmen wir noch einmal das Beispiel des Autofah-

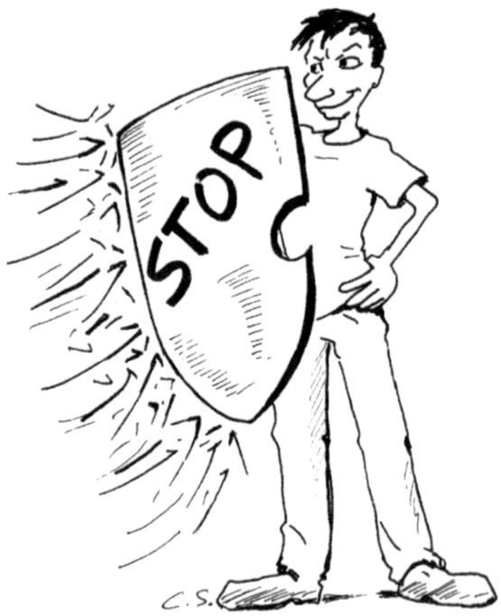

rens. Vielleicht hat man sich einen Fahrstil angewöhnt, der viel Sprit verbraucht, was man ändern möchte, oder man will von einem Automatikgetriebe zur Gangschaltung oder umgekehrt wechseln. Für solche Fälle ist eine automatische Handlungskette nicht mehr so effektiv. Man rutscht nämlich ständig in das altgewohnte Verhalten zurück. Um langfristig eine Veränderung zu erreichen, muss man umlernen. Dabei muss man das neue Verhalten zunächst wiederholt ganz bewusst durchführen.

Stopp-Prinzip. So ist es auch mit dem Stopp-Prinzip. Will man dadurch seine Impulsivität beeinflussen, muss man sich angewöhnen, es in möglichst vielen Situationen zu verwenden.

Wichtig ist es also, das neue Verhalten im Bewusstsein zu haben. In der AHDS-Therapie legen wir viel Wert auf das Aufbrechen und Umlernen von automatisierten Verhaltensweisen, sofern diese nicht zielführend sind. Es soll ein Umlernen stattfinden. Dabei wird das sogenannte Stopp-Prinzip genutzt. Alle Teilschritte vor einer Handlung werden in das Bewusstsein geholt und dort gesteuert. Damit soll erreicht werden, dass nicht einfach so drauflos gelegt wird, sondern die Handlung zielgerichtet ist und auch zum gewünschten Ergebnis führt. Bei der Anwendung leitet man sich selbst an mit den Worten: »Stopp! Denken, Prüfen, Tun!«

Das Stopp-Prinzip fördert

- die Konstruktion innerer Regeln,
- die Erstellung von Handlungsplänen und Handlungssequenzen,
- das Erkennen von Verhaltenskonsequenzen,
- die zeitliche Organisation von Verhalten,
- die Selbstregulation von starken Gefühlen.

Das Wichtige bei der Stopp-Karte ist das Innehalten, das Nachdenken und die Überprüfung der eigenen Handlungsstrategie, bevor die eigentliche auszuführende Handlung beginnt. Zu Hilfe werden dabei die verschiedenen Schritte der Stopp-Karte genommen.

Beispiel der Stopp-Karte:

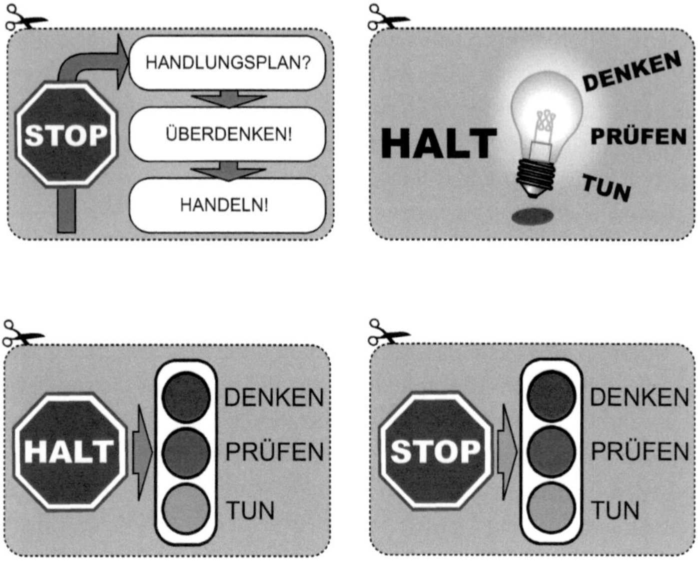

Abbildung 4 Beispiele für Stopp-Karten

Sie sollten sich Ihre eigene Stopp-Karte erstellen (auch wenn Sie allein zu Hause üben wollen), sodass sie auf Ihre eigenen Bedürfnisse (groß – klein, bunt – schwarz-weiß, frei gestaltet – Vorlage) abgestimmt ist.

In der ADHS-Therapie wird die Stopp-Technik mit der Therapeutin geübt. Zunächst oft mit schriftlichem Material, das mit dem wahren Leben wenig zu tun hat. Dabei geht es darum, sich das Prinzip anzutrainieren, um es dann später im wahren Leben in vielfältigen Situationen nutzen zu können. Wenn Sie sich dieses Prinzip in der Selbsthilfe aneignen möchten, wäre es gut, wenn Sie eine Vertrauensperson bitten, Sie bei diesem Thema zu unterstützen. Es ist an diesem Punkt sehr wichtig, das Verfahren durchzusprechen, ein Partner ist dabei unersetzlich. Das ist an diesem Punkt sehr wichtig, da wir versuchen wollen, unbewusste, alt eingefahrene Verhaltensmuster aufzubrechen. Ein Helfer kann dabei sicherstellen, dass nichts vergessen wird und alle Schritte der neuen Herangehensweise auch wirklich eingehalten werden. Der Helfer sollte dabei das Stopp-Prinzip unterstützen, indem er den Handelnden dran erinnert, die verschiedenen Problemlöseschritte auch wirklich zu machen, und sich die Einzelschritte erklären lässt. Auf Seite 79 finden Sie einen Beispieldialog.

Beispiel • Das Stopp-Prinzip

Verdeutlichen kann man sich die Schritte der Stopp-Karte am Beispiel einer Rechenaufgabe, die gelöst und deren Lösung vorgetragen bzw. abgegeben werden muss.

$$4 + 5 \times 2 + 6 =$$

Der schrittweise Lösungsprozess mit der Stoppkarte sieht dann in etwa so aus:

Stopp!

Denken??? (oder Handlungsplan)

Was muss ich tun?	→ mathematische Aufgabe lösen
Wie muss ich das tun?	→ Addition und Multiplikation der Zahlen
Wie / In welcher Reihenfolge muss ich das tun?	→ Punkt- vor Strichrechnung!
Was wäre dann das Ergebnis?	→ 20

Prüfen! (oder Überdenken)

Ist dieses Vorgehen sinnvoll?	→ ja
Ist Multiplikation und dann Addition der richtige Weg, diese Aufgabe zu lösen?	→ ja
Ist das Ergebnis wirklich richtig?	→ ja

Tun! (oder Handeln)

Ergebnis sagen bzw. abgeben.

Hier wurde als Beispiel der Lösungsweg für eine mathematische Aufgabe genommen. Natürlich kann das Stopp-Prinzip bei allen möglichen anderen geistigen Aufgaben eingesetzt werden. Wenn Sie den Übungsteil dieses Buches durchgehen, werden Sie eine Menge Möglichkeiten finden, das Stopp-Prinzip bei »Knobel«-Aufgaben zu verwenden. Aber darüber hinaus kann es auch in ganz anderen Bereichen angewendet werden. Welche das sind, erfahren Sie noch.

Was Sie selbst tun können!

Folgende Aufgaben sind dazu gedacht, dass Sie das Stopp-Prinzip ausprobieren und sich mit dem Frage-Antwort-Spiel vertraut machen. Wie gesagt, ist es sehr wichtig, die Bearbeitungsprozesse aus dem Autopiloten heraus ins Bewusstsein zu holen und erst später wieder in den unterbewussten Verarbeitungsmodus zurück zu geben. Dafür ist es sinnvoll, sich für den Anfang einen Trainingspartner zu holen. Ihre erste Aufgabe ist es also, sich jemanden zu suchen, der sich etwas Zeit nimmt, um mit Ihnen die Arbeitsblätter 1 bis 5 (S. 88–92 und bei den Online-Materialien) zu machen.

Zuerst würden wir Sie bitten, das Stopp-Prinzip einmal an **AB 1** bis **AB 5** auszuprobieren.

Die Lösung der folgenden Aufgaben gemeinsam mit Ihrem Trainingspartner könnte etwa so ablaufen:

Sie und Ihr Partner setzen sich zusammen und nehmen sich die Aufgabenblätter vor. Der ADHS-Betroffene sollte der Handelnde sein, der Partner der Fragende.

Gemeinsam werden die Instruktionen gelesen, dann heißt es:

Stopp!	
Trainingspartner	**ADHS-Betroffener**
Denken	
»Was musst du tun?«	»Ich muss drei gleiche Zahlen anstreichen.«
»Wie musst du das tun?«	»Ich scanne mit den Augen immer die Zahlenspalten von oben nach unten durch, dabei behalte ich die ersten beiden Zahlen im Blick, sind sie gleich, schaue ich, ob die dritte auch gleich ist.«
Prüfen / Tun	
»Kannst du so die Aufgabe lösen?«	»Ja.«
»Okay, dann fang an.«	Streicht alle waagerechten Drillinge an.
»Prüf noch einmal, ob du auch nichts übersehen hast.«	
Aufgabe beenden	

Wie Sie sehen, gelingt es nicht immer, Prüfen und Tun wirklich voneinander zu trennen und nacheinander zu machen. Vielmehr muss man eigentlich zweimal prüfen. Einmal, ob das Vorgehen auch sinnvoll ist, und ein zweites Mal, um eine Endkontrolle zu machen. Die Aufgabe ist jedoch erst nach der Endkontrolle beendet. Vorher abzubrechen erhöht die Fehlergefahr und letztlich auch den Aufwand, da zu einem späteren Zeitpunkt kontrolliert werden muss. Nach der eigenen Prüfung, können Sie im Anhang Ihre Lösung überprüfen.

Wenn Sie die Arbeitsblätter bearbeitet haben, haben Sie einen Eindruck davon erhalten, wie das Stopp-Prinzip funktioniert. Bisher nur an konkreten, vorgegebenen Aufgaben. Im Leben gibt es aber eine Reihe von anderen Situationen, in denen es hilfreich sein könnte, weniger impulsiv zu sein. Überlegen Sie einmal, in welchen Bereichen das Stopp-Prinzip noch anwendbar wäre. Vielen Menschen hilft es, nicht nur darüber nachzudenken, sondern es auch aufzuschreiben.

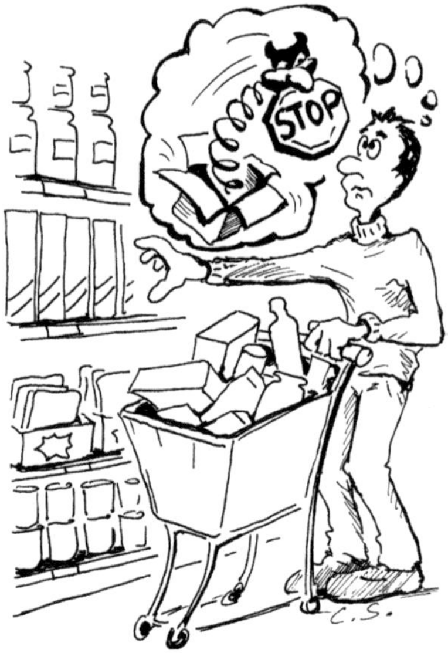

Reaktionsverzögerung. Falls ihnen die Stopp-Technik nicht zusagt könnten Sie auch andere Strategien probieren. Etwa die Reaktionsverzögerung. Diese ist im Prinzip sehr ähnlich, es geht darum zwischen Auslöser und Reaktion Zeit zu gewinnen. Es handelt sich dabei um die sogenannte Reaktionsverzögerung. Die Zeit zwischen Auslöser und Reaktion kann dann genutzt werden, um bedachter und kontrollierter zu handeln. Neugierig? Dann probieren Sie es aus und bearbeiten **AB 7** »Reaktionsverzögerung« (S. 94).

Stimuluskontrolle. Wenn bei Ihnen immer wieder der gleiche Auslöser für eine impulsive Handlung verantwortlich ist, so könnte die Technik der Stimuluskontrolle für Sie hilfreich sein. Dabei geht es darum herauszufinden, was die Handlung auslöst, und diesen Auslöser zu entfernen. Bei manchen ADHS-Betroffenen, ist es sinnvoll, den Arbeitsplatz einmal genauer unter die Lupe zu nehmen. Was lenkt da ab? Wie kann er umgestaltet werden, dass es besser zu den eigenen Bedürfnissen passt. Denken Sie dabei aber auch nicht nur an Dinge im Blickfeld, sondern auch an Dinge, die

Töne von sich geben. Zum Beispiel sollten Sie dringend Ihr Handy durchforsten und sehr genau auswählen, was eine Push-Nachricht mit Ton senden darf. Denn jedes Mal, wenn das Handy einen Ton von sich gibt, wird die aktuelle Tätigkeit unterbrochen. So einmal abgelenkt ist es viel schwieriger, wieder zurück zur eigentlichen Tätigkeit zu finden. Diese Technik kann aber auch in vielen anderen Kontexten funktionieren. Immer dann, wenn das Nachgeben eines Impulses nicht gewünscht ist, könnte auf den Auslöser geschaut werden. Manche Menschen berichten, dass sie etwa keine Chips mehr kaufen, damit sie sie nicht essen. Andere wiederum stellen keine Snacks mehr auf den Tisch – denn aus den Augen, aus dem Sinn. Auch Personen, mit denen wir regelmäßig aneinander rasseln, könnte man versuchen, aus dem Weg zu gehen. Wenn Sie sich dazu einmal Gedanken machen wollen, können Sie **AB 8** »Stimuluskontrolle« (S. 95) zur Hilfe nehmen.

Was Sie selbst tun können!
Gibt es etwas, das Ihnen immer wieder passiert, wo Sie regelmäßig Ihren Impulsen nachgehen, ohne im Vorfeld die Konsequenzen zu bedenken?

Schreiben Sie die Beispiele bitte auf **AB 6** »Meine impulsiven Handlungen« (S. 93). Überlegen Sie nun, was sich verändern würde, wenn Sie es schaffen würden, sich selbst zu stoppen und Zeit zu gewinnen, bevor die Handlung ausgeführt ist. Stellen Sie sich vor, Sie würden erst über Konsequenzen nachdenken und sich vergewissern, dass der gewählte Weg auch zu dem von Ihnen gewählten Ziel führt. Würden Sie dann anders handeln / die andere Konsequenz wählen?

Im Folgenden haben wir beispielhaft drei Bereiche ausgewählt, in den Strategien zur Impulshemmung nützlich sein können. Ob Sie nun die Stopp-Technik, Reaktionsverzögerung oder Stimuluskontrolle nutzen wollen, alle sind gleichermaßen dazu geeignet, mehr Kontrolle in Ihr Leben zu bringen.

Impulsives Geldausgeben

Impulsiv Dinge einzukaufen, die man sich entweder nicht leisten kann oder die man nicht wirklich braucht, kann im Alltag zu Problemen führen. Einmal hat eine ADHS-Betroffene erzählt, dass sie ständig zu viel einkaufe. Dabei handelte es sich hauptsächlich um Drogerie-Artikel. Sie erinnerte sich daran, dass sie einmal kein Shampoo mehr gehabt und dann mehrfach vergessen habe, neues zu kaufen. Und dies, obwohl sie in Geschäften zum Einkaufen gewesen war. Seitdem passiere ihr es immer wieder, dass sie jedes Mal Shampoo einkauft, wenn sie in einer Drogerie ist. Langsam würde sich zu Hause das Shampoo stapeln. Mit Kleidungsstücken gehe es ihr auch manchmal so, diese würde sie dann aber auch wieder zurückbringen, wenn ihr zu Hause auffalle, dass sie keinen fünften schwarzen Pullover brauche. Sie kaufte immer wieder sehr impulshaft und unüberlegt ein. In der Therapie lernte sie, sich einen Einkaufszettel zu machen und sich bei allen anderen Dingen selbst Stopp zu sagen, nachzudenken, ob sie etwas kaufen wolle, ob sie das Geld habe bzw. für so etwas ausgeben wolle, und dann nur noch gezielt Dinge auch wirklich zu kaufen. Zudem nutzte sie Tipps und Tricks, wie z. B. Dinge erst einmal im Geschäft zurücklegen zu lassen und dann in Ruhe zu überlegen, ob sie sie wirklich kaufen möchte, Preise zu vergleichen und den Akt des Auswählens zeitlich vom Kaufakt zu entkoppeln. So verlangsamte sich der Prozess und sie bekam mehr Kontrolle.

Riskantes Freizeitverhalten

Bei riskantem Freizeitverhalten ist die mangelnde Fähigkeit zur Hemmung von Impulsen der ausschlaggebende Punkt. Auch hier gilt es wieder, sich zu stoppen, nachzudenken und erst dann zu handeln. Der Prozess vor der Handlung sollte entschleunigt und verlangsamt werden, damit eine bewusste Entscheidung unter Abwägung aller Risiken getroffen werden kann.

Zu manchen riskanten Verhaltensweisen wird man sich vielleicht nicht bewusst entscheiden. Wenn man z. B. mit überhöhter Geschwindigkeit fährt. Wichtig ist jedoch, dass man versucht, sein Verhalten bewusster zu steuern – indem man z. B. regelmäßig auf den Tacho schaut und sich an die vorgegebene Geschwindigkeit hält. Gibt es keine Geschwindigkeitsbegrenzung, kann man sich selbst eine Obergrenze festsetzen. Immer wenn man auf den Tacho schaut und sieht, dass man die Geschwindigkeit überschreitet, sollte man sich ganz bewusst auf die vorgenommene Geschwindigkeit zurückfallen lassen. Manche Leute achten darauf, wie sich der Motor anhört, und schaffen es so, die Geschwindigkeit zu halten. Um diese Methoden anzuwenden, ist es natürlich Voraussetzung, dass man genug Zeit für die Fahrt eingeplant hat. Tipps dazu gibt es in Abschnitt 3.3 zum Zeitmanagement.

Beziehungen. Genauso kann es aber auch in anderen privaten Bereichen schwerwiegende Konsequenzen haben, wenn man seine Impulse nicht steuern kann, z. B. in Beziehungen. Ein unbedachter Flirt kann zu einer Affäre werden, ungeschützter Geschlechtsverkehr kann neben einer Schwangerschaft auch das Risiko zur Ansteckung mit einer sexuell übertragenen Krankheit steigern. Statistisch gesehen haben von ADHS betroffene Menschen häufiger ungeplanten Nachwuchs und mehr sexuell übertragbare Krankheiten. Hier zeigt sich, dass die verminderte Impulshemmung bei den ADHS-Betroffenen deutliche Konsequenzen hat. Auch hier ist das Motto zur Selbsthilfe: Verlangsamung der Prozesse und bewusste Entscheidung! Versuchen Sie, nicht jedem Impuls nachzugeben, sondern sich mithilfe des Stopp-Prinzips selbst zu leiten. Halten Sie inne und denken Sie darüber nach, was der gerade betretene Weg für ein Ende nehmen wird, ob Sie dieses beabsichtigen. Wenn nicht, empfiehlt es sich, zu diesem Zeitpunkt etwas zu ändern. Wählen Sie eine alternative Handlung, damit es am Ende auch einen anderen Ausgang nimmt.

Gefühlsmanagement

Sollten Sie zu den Menschen gehören, die sehr emotional sind und deren Gefühlsreaktionen manchmal eher heftig sind, so könnten Sie versuchen, dass Stopp-Prinzip auch auf Ihre Gefühlsreaktionen anzuwenden. Wenn Sie merken, dass Sie sich gerade in einer heftigen Gefühlslage befinden, kann das Stopp-Prinzip oder die Reaktionsverzögerung helfen, die Reaktion in eine gewollte Richtung zu lenken. Wichtig ist es dafür, dass Sie Ihre eigenen Gefühle kennen. Der erste Schritt ist also, über mehrere Tage Ihr eigenes Gefühlsleben in regelmäßigen Abständen genau zu beobachten und zu protokollieren. Hilfreich dabei ist das Gefühlsprotokoll (**AB 9**, S. 96).

Im Alltag bemerkt man ein Gefühl manchmal erst, wenn es sehr stark ist. Man weiß gar nicht, wo es herkommt oder wie es angefangen hat. Aber kein Gefühl ist ganz plötzlich da. Gefühlslagen bauen sich auf und sind im stetigen Wandel. Je stärker eine Gefühlslage geworden ist, desto schwerer ist es, sie zu beeinflussen. Wenn man z. B. Wut erst bemerkt, wenn man schon richtig stark wütend ist, fällt der Umgang mit diesem Gefühl viel schwerer. Die Wahrscheinlichkeit, der Gefühlslage entsprechend automatisch ohne nachzudenken zu handeln, ist dann größer. Nimmt man aber schon vorher wahr, dass die Anspannung immer größer wird und der Ärger sich verstärkt, kann man rechtzeitig mit Handlungen gegensteuern. Auch hierbei kann der erste Schritt sein, die Stopp-Prinzipien zu verwenden, um sich bewusst zu machen, was gerade mit einem los ist. Beispielsweise kann man sich sagen: Stopp – Denken, Prüfen, Tun. Was passiert hier gerade? Ist mein Ärger angemessen? Bezieht er sich nur auf diese Situation? Was ist die richtige Handlungsweise? Führt diese Handlung auch zu dem Ziel, dass ich erreichen möchte? Und erst dann sollte die Handlung erfolgen.

Betrachten Sie nach mehreren Tagen Ihre Gefühlsprotokolle. Fällt Ihnen etwas auf? Gibt es Regelmäßigkeiten? Vielleicht finden Sie heraus, dass bestimmte Tätigkeiten oder Personen bei Ihnen häufiger starke Gefühle auslösen. Jetzt, wo Sie dies wissen, können Sie sich darauf einstellen. Sie können versuchen, alles so zu planen, dass nicht mehrere Stressauslöser gleichzeitig auftreten, oder Sie können schon frühzeitig Gegenmaßnahmen ergreifen. Aber eines ist sicher, Sie werden nicht mehr überrascht sein von einem heftigen Gefühl!

Im Umgang mit Gefühlen kann es schon hilfreich sein, das Gefühl überhaupt benennen zu können. Viele Dinge verlieren den

Schrecken, sobald sie klar sind. Diffuse Gefühle beim Namen zu nennen, reduziert gefühlten Druck. Sie könnten sich auch für bei Ihnen häufig auftretende Gefühle einen hilfreichen Gedanken oder Satz überlegen. In etwa: »Gefühle kommen und gehen«, »Hier kommt meine alte Angst / Neid / Eifersucht«, »Come in and find out«. Hier dürfen Sie Ihrer Kreativität freien Lauf lassen. Wenn Sie ein Entspannungsritual kennen, z. B. eine Blitzentspannungsübung, können Sie versuchen, diese anzuwenden, sobald Sie eine starke Gefühlsspannung merken. Im folgenden Kasten sind einige Entspannungsrituale aufgelistet. Zusätzlich können Sie sich Strategien überlegen, wie Sie mit den Gefühlen umgehen wollen. Es geht darum, Gefühle zu regulieren – in den meisten Fällen also abzuschwächen. Ein kompletter Gefühlswechsel etwa von Ärger zu Freude ist fast nicht möglich. Viel eher wird sich der Ärger zu Genervtheit oder Unzufriedenheit abschwächen, um dann, wenn er ganz verraucht ist, wieder bei Gelassenheit / Ausgeglichenheit im persönlichen Zentrum anzukommen. Von dort aus kann man auch angenehme Gefühle rauf regulieren.

Entspannungsrituale

Blitzentspannung

Atmen Sie tief ein und spannen Sie alle Muskeln dabei an, vor allem Nacken und Schultern. Halten Sie diese Spannung und den Atem für einen Moment. Atmen Sie dann langsam wieder aus und lösen Sie dabei alle Muskelspannung. Spüren Sie nach, wie gelöst und entspannt sich Ihr Körper nun anfühlt.

Damit die Blitzentspannung wirksam werden kann, müssen Sie mehrfach »trocken« üben. Versuchen Sie doch einmal, mehrmals täglich so eine kleine Entspannung in einem ruhigen Moment durchzuführen.

Visualisierung

Lassen Sie vor Ihrem inneren Auge ein ruhiges Wohlfühl-Bild entstehen. Vielleicht erinnern Sie sich an einen besonders schönen Urlaubsmoment, einen behaglichen Moment aus Ihrer Kindheit oder Sie suchen sich eine schöne Postkarte aus. Wenn Sie ein Foto oder sonstige Abbildung haben, könnten Sie sich diese anschauen und sich schon einmal die Einzelheiten einprägen. Schließen Sie die Augen und stellen Sie sich diesen Moment möglichst konkret vor. »Ein warmer Tag am Strand. Vor Ihrem inneren Auge sehen Sie Strand und Meer, die Dünen, die Pflanzen rings rum. Stellen Sie sich vor, welche Geräusche Sie an diesem Strand hören, wie die Wellen rauschen, die warme Brise in den Pflanzen raschelt, vielleicht hören Sie eine Möwe. Die Sonne scheint. Spüren Sie, wie sich die Sonne auf der Haut, dem Gesicht anfühlt? Atmen Sie ein paarmal tief und langsam ein und aus und genießen Sie diesen harmonischen Ruhemoment.«

Musik

Die Musik ist ein altbewährtes Mittel, um Stimmungen zu erzeugen. Offensichtlich wird das bei Filmmusik. Durch unterschiedliche Musik bekommen die Bilder verschiedene Tönungen. Schon seit Jahrtausenden werden Musik und Rhythmen zur Gefühlsbeeinflussung genommen. Dabei ist nicht nur das Hören von Musik hilfreich. Das Musizieren oder Singen selbst ist ein direkter Draht zum Gefühlsmanagement. Wer kennt es nicht, dass traurige Musik einen so richtig runterziehen kann. Singen kann einen mutig oder fröhlich machen. Welche Musik macht Sie traurig, welche fröhlich, welche beruhigt, welche verleiht Ihnen Schaffenskraft und welche hilft Ihnen, ungeliebte Dinge zu tun? Manche Menschen nutzen bestimmte Musik z. B., um zu Hause zu putzen. Dazu sollte es etwas sein, was einen schnelleren Rhythmus hat, etwas, dass Sie zur Bewegung anregt. Andere regen sich ab und kommen runter, in dem sie Musik hören und spielen, die Unmut und Ärger / Wut äußert. Sie singen / schreien sich diese Gefühle quasi von der Seele.

Was Sie selbst tun können!

- Üben Sie ein Entspannungsritual regelmäßig!
- Suchen Sie sich ein »Wohlfühl-Bild«!
- Versuchen Sie herauszufinden, welche Musik Ihnen wann helfen kann!

Zur Hilfe können Sie **AB 10** »Gefühlsmanagement« (S. 97–98) nehmen.

Wenn es Ihnen möglich war, die verschiedenen Regulationsmöglichkeiten für Gefühle auszuprobieren, dann haben Sie vielleicht schon ein Gespür dafür bekommen, was gut zu Ihnen passt und was wann gut helfen könnte.

Wenn Sie es schaffen, zunächst zu erkennen, wann eine starke Gefühlswallung anfängt, so versuchen Sie doch auch einmal, das Stopp-Prinzip anzuwenden.

Sagen Sie sich: »Stopp! Was passiert hier gerade? Ist diese Gefühlswallung angebracht, angemessen? Kann mir die Gefühlslage jetzt helfen? Welche Konsequenzen könnten aus einem Gefühlsausbruch entstehen? Möchte ich diese Konsequenzen?«

Durch das Stoppen und Nachdenken haben Sie einen Entscheidungsprozess ins Bewusstsein geholt und sich dadurch Einflussmöglichkeiten geschaffen. Nach der Abwägungsphase könnten Sie dann die Gefühlslage willkommen heißen oder mit den oben genannten Strategien wieder runter regulieren.

Auch hier gilt wieder: Übung macht den Meister!!!

Was Sie tun können!

Üben Sie es, frühzeitig Gefühlslagen zu erkennen und dann mithilfe von verschiedenen Strategien zu beeinflussen (**AB 11** »Gezielte Gefühlsbeeinflussung«, S. 99).

AB 1

Zahlen finden 1

Finden Sie in folgenden Zahlenreihen jeweils drei gleiche Zahlen in **waagerechter** Anordnung. Streichen Sie diese dann an. Verfolgen Sie jede Spalte von oben nach unten, erst dann soll die nächste Spalte bearbeitet werden. Beachten Sie: erst denken, dann prüfen und erst dann tun!

Arbeiten Sie so schnell und so genau wie möglich!

Stopp – Denken, Prüfen, Tun!

444	647	531	579	333	978	222	337	577	888
564	543	449	666	996	444	231	234	123	789
562	111	456	978	459	125	888	796	777	222
498	559	771	669	335	848	452	453	338	452
999	000	456	231	057	546	328	125	345	444
222	999	555	334	224	883	465	995	485	378
668	459	124	153	888	666	456	448	428	448
242	897	334	671	428	399	775	667	334	228
666	777	555	333	278	275	458	321	778	448
428	678	426	754	628	314	681	324	225	115
997	557	444	888	667	035	455	456	237	555
438	451	222	486	543	445	999	475	555	383
444	768	878	887	333	886	123	666	984	849
883	469	995	485	378	668	459	124	153	888
771	663	335	848	452	453	338	452	999	000
275	458	321	774	448	777	678	426	754	628
999	475	525	383	444	768	878	887	333	886
376	668	459	124	153	883	666	456	448	428
579	333	978	222	337	577	898	564	534	449
557	474	888	667	035	455	546	237	555	438

AB 2

Muster finden

Finden Sie in der folgenden Buchstabenreihe jeweils drei gleiche Buchstaben in waagerechter Anordnung. Streichen Sie diese dann an. Lassen Sie sich dabei nicht von den Zwischenräumen ablenken. Es können auch drei gleiche Buchstaben durch einen Leerraum getrennt sein.

Arbeiten Sie so schnell und so genau wie möglich!

Stopp – Denken, Prüfen, Tun!

POU	KLZ	KKK	LZG	ELL	LHU	TGH	NBB	PIS	SSZ	JDR	SET
OOO	KFT	JFR	JZR	DTJ	JJF	BDR	EEB	OED	EVA	SOS	KLM
AAV	KPB	BBM	MUT	TUT	GUT	TTH	NHB	HAI	OYC	OCD	BUN
PVH	SBW	WWW	LMC	YXZ	GOD	EEK	WOU	LLE	EEQ	JUS	DEN
VBM	BPE	EMS	PDM	PMS	GET	LEN	PAX	BQD	OPP	PWN	IWV
KPP	PUS	SST	FTT	TFI	EWL	ZEE	YCU	ULR	RRN	WMI	BAN
CEP	LUE	EEF	SNE	WLE	ETP	OUI	YBO	PPP	LEN	QUA	PVU
KFP	BUH	WUT	KNI	XIE	ETE	BTH	YOP	KGH	HHH	EHF	THN
JEN	EHI	LWN	ENY	LLL	KEN	LIL	UZT	LEK	ZEG	EFF	FEK
BBB	KEN	NNE	LEB	AYX	XXO	EBJ	ZIQ	LIW	MBZ	EPP	PET
WBU	FUZ	NJK	KXE	LOT	PMN	NNI	OHH	HBV	BVB	MXV	YEN
EBL	LGE	LGU	MMI	ASD	DDT	LHE	NNN	UIO	BNC	MUI	MAU
HEU	LOS	AAA	MIH	LAN	LUM	PIE	MGU	UUR	TEM	MMI	LAN
KAK	LBU	AIM	MUH	NYU	NYC	UCL	AEG	GGT	MEN	UTT	TUK

AB 3

Wörter suchen

Ihre Aufgabe ist es, das links stehende Wort in der Buchstaben-Reihe daneben zu suchen. Wenn Sie es gefunden haben, unterstreichen Sie es bitte.

Überlegen Sie sich eine Strategie und teilen Sie diese Ihrem Trainingspartner / Ihrer Trainingspartnerin mit oder sagen sie sich selbst vor.

Beispiel:

HEUTE ASPMKEUSNVEUTERWTA<u>HEUTE</u>KEYBEUTWHEPOSY<u>HEUTE</u>INXEMEORI

Stopp – Denken, Prüfen, Tun!

VOGEL VEOLEGKVOGECKVWOGELWINVOGLMKEOCVOGEILOGELVOGELRAUO

APFEL PARFELNKIALPFELAPFILSEUNWOAFPELMOWNAPFELEIWAPNOEIPELLN

FESTE FERSTEAPFESTIERPVESTEOFEISTEFESTEIFRESTEIEACVETSERTIFESEVJ

RANKE AKEMERAHNKEANKERANKENWTANKEDANKERANKESRANKTESTANKI

PREIS IPREIDTBPREISMEISEOTREISVBPRIESTEISPREYSPRISEPREISERIESPEUIP

PRESSE PEPBRESSEMESSEREWRESSEMIPREISSETRESSEFPRESSEITPRESSEILEXP

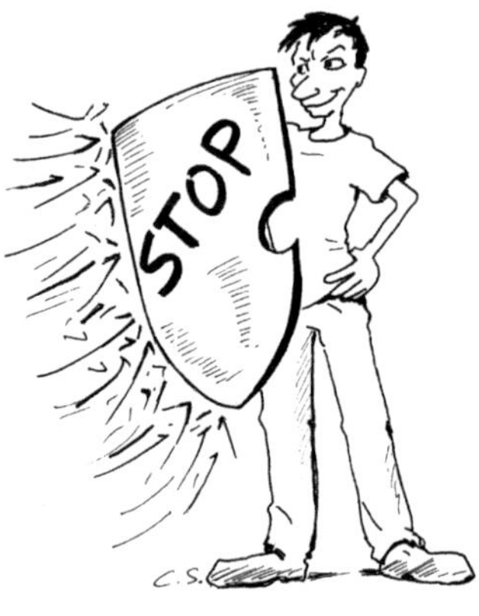

AB 4

Zahlen suchen

Ihre Aufgabe ist es, die links stehende Zahl in der Zahlenreihe daneben zu suchen. Wenn Sie sie gefunden haben, unterstreichen Sie sie bitte.

Überlegen Sie sich eine Strategie und teilen Sie diese Ihrem Trainingspartner/Ihrer Trainingspartnerin mit oder sagen sie sich selbst vor.

Beispiel:

3729 4372859328637294578972957832978964294833489672345213972493724

Stopp – Denken, Prüfen, Tun!

8579 89756798168975891674685785791678985197861285975629879859738573

6389 63548913324896345746389451176398457413689479363789467638941237

67435 67835267867843975345675436743598746345674396785237643567497264

91586 91486448915897532149158714629185679158619586975867469185619365

13546 13548695461354897855461354678954712354134568754613549756134564

654873 65423187965487365438721376548793456543783951324865487381458765

210877 64872187765731208774354210877613785421097753146270877567210877

191249 19129453178918124967819124943789413419124861761241921493719124

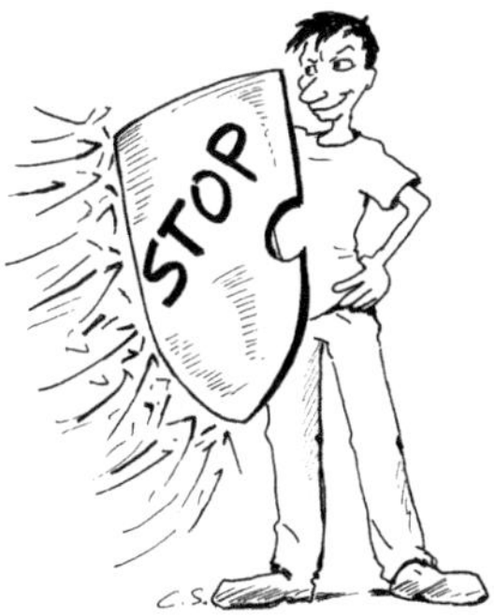

AB 5

Zahlen finden 2

Finden Sie in folgenden Zahlenreihen jeweils drei gleiche Zahlen in senkrechter Anordnung (gerade untereinander oder schräg von oben links nach unten rechts). Streichen Sie diese dann an.

Stopp – Denken, Prüfen, Tun!

594	543	447	666	365	869
996	444	271	264	583	976
891	143	789	562	555	598
888	796	777	222	852	339
498	559	771	669	778	429
335	848	472	453	569	759
426	931	057	243	156	576
328	295	545	444	965	358
222	999	555	334	548	357
485	378	665	454	246	398
124	158	883	646	943	684
456	448	428	448	888	573
448	399	775	763	483	111
334	328	666	777	558	475
555	333	278	257	642	357
428	618	426	754	222	257
628	314	681	354	172	857
225	115	997	557	855	666
444	888	667	035	583	458
455	456	237	555	858	943
438	451	427	486	895	494

AB 6

Meine impulsiven Handlungen

Impulsive Handlung		**Konsequenz (mein Verhalten führt zu …)**
	STOPP	 Veränderte Konsequenz:
	STOPP	 Veränderte Konsequenz:
	STOPP	 Veränderte Konsequenz:
	STOPP	 Veränderte Konsequenz:
	STOPP	 Veränderte Konsequenz:

AB 7

Reaktionsverzögerung

Es geht darum, Zeit zu gewinnen zwischen dem auslösendem Ereignis und der eigenen Reaktion. Diese Zeit kann dann zum Nachdenken genutzt werden.

Notieren Sie in einem ersten Schritt, welche impulsive Reaktionen Sie bisher in Schwierigkeiten gebracht haben.

(a) ....

(b) ....

(c) ....

Überlegen Sie nun, wie die Ausgangssituation war oder was der Auslöser für Ihre impulsive Reaktion war. Dann notieren Sie dazu, welche Handlung Sie zur Reaktionsverzögerung in dieser Situation hätten tun können.

Auslösende Situation für (a)

....

Handlung zur Reaktionsverzögerung:

....

Auslösende Situation für (b)

....

Handlung zur Reaktionsverzögerung:

....

Auslösende Situation für (c)

....

Handlung zur Reaktionsverzögerung:

....

Wäre es möglich, in zukünftigen Situationen eine Handlung zum Zeitgewinnen einzuschieben??

AB 8

Stimuluskontrolle

Versuchen Sie, automatische und unbewusste Impulse zu identifizieren. Fragen Sie sich dazu, ob es bestimmte Situationen, Tätigkeiten oder Personen gibt, die einen Impulsdurchbruch auslösen oder begünstigen.

Denken Sie dabei an alle Sinneskanäle.

Wenn Sie einen oder mehrere Auslöser, also Stimuli, gefunden haben, notieren Sie hier:

(a) ....

(b) ....

(c) ....

Machen Sie sich nun einen Plan, wie Sie mit diesen Auslösern umgehen wollen, wie Sie ihnen begegnen.

(a)

....

....

(b)

....

....

(c)

....

....

AB 9

Gefühlsprotokoll

Der erste Schritt auf dem Weg, Gefühle zu beeinflussen, ist es, seine Gefühlslagen zu kennen.

Bitte beobachten Sie Ihr Gefühlsleben im Verlauf des Tages und notieren Sie in regelmäßigen Abständen den Namen des Gefühls (Freude, Trauer, Wut, Stolz) und die Stärke oder Intensität. Geben Sie zudem an, welche Aktivität Sie gerade ausführten oder welche Personen anwesend waren.

Bitte drucken Sie sich dieses Blatt mehrfach aus und führen Sie das Gefühlsprotokoll mindestens eine Woche lang.

Datum: ....

Zeit	Gefühl	Gefühls-stärke (1–10)	Vorangegangene Aktivität oder anwesende Person

Gefühlsmanagement

Hilfreicher Gedanke

Mein hilfreicher Gedanke lautet:

....

Ich wende ihn an in folgender Situation, bei folgendem Gefühl:

....

Ich übe ihn in den kommenden Wochen regelmäßig (wo/wann):

....

Entspannungsritual

Mein Entspannungsritual ist:

....

Ich übe es die kommenden Wochen regelmäßig (wo/wann):

....

Ich möchte es immer dann anwenden, wenn:

....

Gefühlsmanagement

Visualisieren

Mein Wohlfühl-Bild ist:

....

Ich übe es die kommenden Wochen regelmäßig (wo/wann):

....

Ich möchte es immer dann anwenden, wenn:

....

Musik

Meine Musik zum Runterkommen und Entspannen ist:

....

Meine Musik zum »in die Gänge kommen« und »loslegen« ist:

....

Meine Musik, die mir hilft, wenn ich wütend oder ärgerlich bin, ist:

....

Meine Gute-Laune-Musik ist:

....

AB 11

Gezielte Gefühlsbeeinflussung

Wenn Sie versuchen wollen, Ihre Gefühlslage aktiv zu beeinflussen, so denken Sie daran, dass Sie die Strategien vorher »trocken« üben müssten.

Die hier beschriebenen Techniken sollen frühzeitig angewendet werden. Wenn Sie schon bei einer Gefühlsintensität von 7–9 sind, dann ist es für die »einfache« Beeinflussung bereits zu spät. Versuchen Sie, möglichst schon bei einer leichten bis mittleren Gefühlsstärke anzusetzen.

Gefühl oder Gefühlslage	**Stärke des Gefühls (1–10)**	**Versuchte Strategie**	**Gefühl und -stärke nach Anwendung der Strategie**

3.2 Konzentriert arbeiten und fokussieren üben

Viele ADHS-Betroffene klagen darüber, dass sie sich nicht gut für längere Zeit konzentrieren können. Sie können es zwar meist eine gewisse Zeit lang, aber um die Konzentration aufrechtzuerhalten, müssen sie sich sehr anstrengen.

Konzentration und Aufmerksamkeit – Was ist das?
Damit Sie Ihre Aufmerksamkeit und Konzentrationsfähigkeit trainieren können, sollten wir erst einmal definieren, was dies genau ist. Häufig werden die Wörter ganz unterschiedlich benutzt. Deshalb zunächst einmal eine Begriffsklärung. Vereinfacht kann man sagen, dass bei der Konzentration der Bereich bzw. das Thema, auf das fokussiert wird, schon klar ist, die Aufmerksamkeit hingegen ist unspezifischer und auch auf die Beachtung eines zukünftigen, noch kommenden Reizes ausgelegt.

Die Aufmerksamkeit bildet sozusagen eine Brücke, die Informationen aus der Umwelt, auf die sich gerade konzentriert wird, in das Bewusstsein des oder der Einzelnen transportiert.

Definition

Konzentration bedeutet so viel wie geistige Sammlung, Anspannung, höchste Aufmerksamkeit oder gezielte Lenkung der Aufmerksamkeit auf etwas hin.

Wenn man sich also auf etwas konzentriert, so richtet man seine ganze Aufmerksamkeit auf einen eng umgrenzten Sachverhalt, nur ein kleiner Bereich wird fokussiert.

Vorstellen kann man sich das wie einen Scheinwerfer, der im Dunkeln nur einen kleinen Ausschnitt sichtbar macht. Alles andere verschwindet im Dunkeln, wie auch alles andere aus dem Bewusstsein verschwindet, wenn man hoch konzentriert ist.

Dieser Zustand der höchsten Konzentration wird aber nicht immer erreicht. Häufig stören ihn äußere Reize wie Geräusche, bewegte Objekte oder auch innere Reize wie Müdigkeit, Gedanken, Sorgen und andere Gefühle.

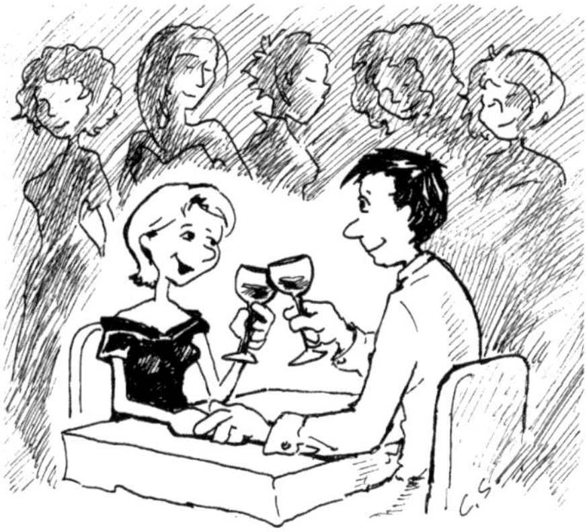

Möchten Sie diesen Zustand der höchsten Konzentration erreichen, sollten Sie zunächst einmal dafür sorgen, dass die Ablenkungen in der Umgebung möglichst gering sind.

Definition

Aufmerksamkeit ist die Bewusstseinshaltung, welche auf die Beachtung eines Objekts ausgerichtet ist. Die Aufmerksamkeit ist also die Zuwendung zu einem tatsächlichen Gegenstand oder zu einem erwarteten Objekt. Aufmerksamkeit bezieht sich immer nur auf einen Ausschnitt aus dem gesamten Wahrnehmungsfeld. Ohne die Aufmerksamkeit und das Konzentrieren auf etwas Bestimmtes müsste man alle Informationen der Umwelt aufnehmen. Das würde die Kapazität des Aufmerksamkeitssystems schnell überlasten.

Nötige Voraussetzungen für Aufmerksamkeit sind beim Menschen die Erwartungen, Gewohnheiten, Interessen, geistige Frische und ein nicht ablenkendes Umfeld. Wie sieht Ihr Arbeitsplatz aus? Bietet er ein nicht-ablenkendes Umfeld?

Beim Objekt der Aufmerksamkeit steigern einige Eigenschaften die Chance, vom Menschen wahrgenommen zu werden. Es sollte auffällig sein, z. B. durch seine Farbe, seine Größe, die Nähe zum Betrachter, die Abgegrenztheit zur Umgebung, also der Kontrast. Aber auch Dinge, die in Bewegung sind, erlangen eher unsere Aufmerksamkeit. Vor allem ist das Interesse des Betrachters an dem

Objekt und die Wichtigkeit, die es für ihn hat, entscheidend, um von seiner Aufmerksamkeit erfasst zu werden.

Was Sie selbst tun können!
Eben haben wir beschrieben, dass für konzentriertes Arbeiten das Fokussieren auf einen Ausschnitt des Wahrnehmungsfeldes wichtig ist. Stellen Sie es sich vor wie auf einer Bühne. Es gibt die Beleuchtung, in der der gesamte Bühnenbereich sichtbar ist, es gibt aber auch die Möglichkeit, mit einem einzigen Strahler eine ganz bestimmte Stelle der Bühne zu beleuchten. Alles andere versinkt dann in der Dunkelheit, sodass es nicht mehr wahrgenommen wird.

Jetzt heißt es Üben!

Versuchen Sie also bei den Arbeitsblättern **AB 13** bis **AB 19** (S. 104–110 und in den Online-Materialien), Ihre Aufmerksamkeit wie einen Scheinwerfer zu fokussieren. Wenn Sie abschweifen, stellen Sie sich immer wieder den Scheinwerfer vor, mit dessen Hilfe Sie fokussieren, alles andere lassen Sie in den Hintergrund treten.

Das Wissen darüber, was unsere Aufmerksamkeit auf sich zieht, können wir auch dazu nutzen, mögliche Störreize zu identifizieren und gezielt Gegenmaßnahmen zu ergreifen. Helfen kann dabei **AB 12** »Meine Störquellen« (S. 103 und in den Online-Materialien).

Solche Übungen kommen Ihnen wahrscheinlich bekannt vor. Sie helfen Ihnen, bewusst zu fokussieren. Üben Sie doch auch mit anderen Materialien und trainieren Sie Ihren Geist. Denken Sie daran, dass sich kein Mensch stundenlang am Stück konzentrieren kann. Fangen Sie klein an und steigern Sie die Zeit allmählich. Ähnlich wie beim Krafttraining, da kann man auch nicht direkt mit der schwersten Hantel anfangen.

Und wenn Sie einmal abschweifen, ist das auch nicht tragisch. Versuchen Sie dann, die Störquelle zu entfernen. Wenn Sie nicht wissen, was Sie abgelenkt hat, ist das nicht dramatisch. Seien Sie freundlich zu sich und versuchen Sie, sobald Sie das Abschweifen bemerkt haben, wieder zur Aufgabe zurückzukommen.

AB 12

Meine Störquellen

Bereiten Sie Ihren Übungsplatz vor. Denken Sie an mögliche Störquellen.

Was Aufmerksamkeit auf sich zieht:

- im Sichtfeld: Farbe, Größe, Kontrast, Bewegung, Blinken …
- im Hörbereich: Handy, Musik, Fernseher, andere Menschen, Tiere, alles, was Töne machen kann …
- in mir drin: Hunger, Durst, auf die Toilette müssen, schwitzen, frieren …

Meine Störquellen sind:

....

....

....

....

Machen Sie sich nun Gedanken, wie Sie vor der konzentrierten Arbeit die möglichen Störquellen ausschalten oder so gering wie möglich halten können. Mein Plan:

....

....

....

....

AB 13

Scheinwerfer-Übung

Ihre Aufgabe ist es, das links stehende Wort oder die Zahlen in der Buchstabenreihe bzw. Zahlenreihe daneben zu suchen. Wenn Sie das Element gefunden haben, unterstreichen Sie es bitte.

Stopp – Denken, Prüfen, Tun!

LAUBE	TAUSELAVBELAUPEMLAUBIELAUHBELSLEUBESELAUBEMYLAUBILAUTEBELI
BIRNE	IBIENEPIRNEINREBIRNIEBIRINARBERNEVLEICVBIRENBIRNEAPCLBNREBIRNE
NUDEL	NUIDELRUDELIGELTMUTELOPVNUDALSNEDELNUTELVASNUDELEINURPODLI
LEITER	ZEITELEITIERLNLEITEUHEITERLEITUNEPWJNLEITIERILEITERLNLEITERMIETE
REITER	RITTERLEITERPNETERIETEREPEITEREITERIETTESEPEITEREITHOITREITEIROK

5987	5932498528795325981348998723587965255987231579518598715981469343127951794
06187	0687157832150618514061973254606758160678145324870618745401876113786510618
74426	7442896513775568244674426798541374242974428744265974431578276332144897764
24865	2486789562456874865234658789452486478924865798565845682482836448652247953
231764	2315879451231784654553217642317654872375423176456823716423167423767567894
689123	6891275687463256897123689128547689126754768972368912346812398612347894689

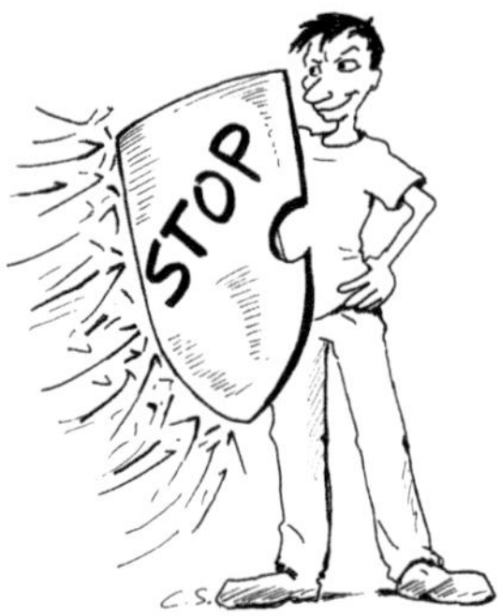

AB 14

Buchstaben suchen

Bitte suchen Sie in den folgenden Buchstaben alle »I«, später alle »J« und zählen Sie deren Anzahl. Streichen Sie diese dazu nicht an, sondern zählen Sie im Kopf: Nach jeweils drei Zeilen können Sie das Zwischenergebnis zur Sicherheit auf den Strich notieren. Bitte zählen Sie weiter.

Beachten Sie bei der Aufgabe das Stopp-Prinzip.

Gesucht werden alle »I«.

I K P H J T L N G Y V E F L I
Z T K D M S P L C X A L I P Z
O T L D J L L I R Y V J L U M ___
L D T L P E Ö O L J I L C B L
P O L E R T I L J Y B A E L I
O I P J L M X C S R X I L H P ___
L I L J K A M V B L F C N L I
K V I N L M L U L I L J L F T
G P L I J N I L R T V L D I L ___
L P E T C K D L I T N C L E S
J P T L Y I F L K I T V L J P
K L I H U L F N R S E L F J H ___

Jetzt werden alle »J« gesucht! Bitte verfahren Sie wie oben.

I P H J T L N G Y J E F L I
L K J M S P L J X A L I P Z
T L D J L L I R Y V J L U M ___
L T L P E J O L J I L C B L
P J E R T I L J Y B A E L I
Y L J T M X J S R X I L H P ___
L L J K A M V B L F C N L I
H I N L M L U L I L J L F T
G L I J N I L R T V L J I L ___
K E T C K D L I T N C L E S
J T L Y I F L K I T V L J P
T I J U L F I R S E L F J H ___

AB 15

Wörtersuche – Garten

Hier sind lauter Gegenstände aufgeführt, die Sie im Garten finden können. Allerdings sind die Buchstaben wild durcheinander geworfen. Bitte versuchen Sie, die richtige Reihenfolge der Buchstaben wiederzufinden und so sinnvolle Wörter zu bilden.

Beispiel:
MBUEL = BLUME

Halten Sie sich bei der Bearbeitung an das Stopp-Prinzip!

Stopp – Denken, Prüfen, Tun!

MUBA = ...

ASRG = ...

OSMO = ...

EBET = ...

UBCHS = ...

Der Frühling kommt in den Garten:

LEUPT = ...

LMIREP = ...

ROSGETELOCK = ...

Diese Gartengeräte könnten hilfreich sein:

HERNCE = ...

MERÄHSAERN = ...

AB 16

Spiegelung

Zusätzlich zum konzentrierten Arbeiten braucht man bei der folgenden Aufgabe noch Koordinationsvermögen und eine ruhige Hand.

Bitte zeichnen Sie die Linie spiegelbildlich unter dem Strich nach. Versuchen Sie, dabei alle Abstände und Entfernungen genau wiederzugeben.

Zur Hilfe können Sie folgende Strategie benutzen: Sprechen Sie sich die Handlungsanweisung gedanklich vor und geben Sie sich dabei Navigationsanweisungen. Wenn Sie anstatt der Richtungsangaben »hoch« und »runter« »zur Linie hin« und »von der Linie weg« nutzen, fällt Ihnen die Bearbeitung bestimmt leichter.

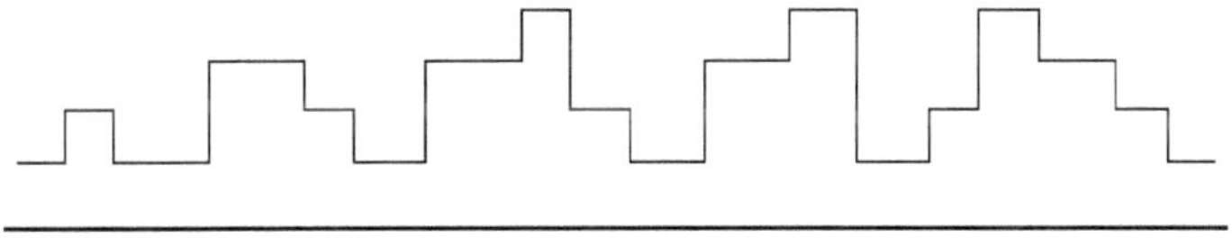

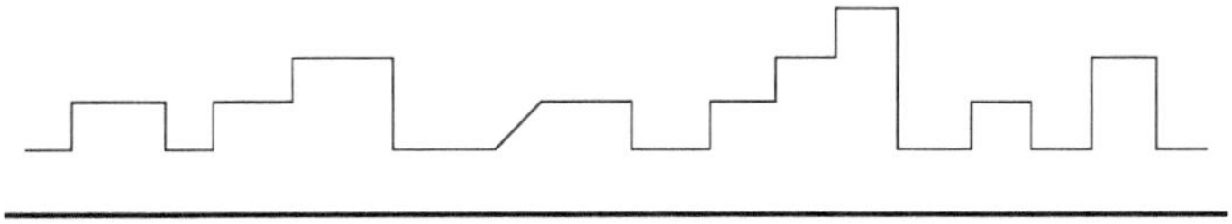

AB 17

Buchstabensalat 1

Suchen Sie im Buchstabensalat folgende Wörter. Sie sind entweder von oben links nach schräg unten rechts ↘, gerade von oben nach unten ↓ oder gerade von links nach rechts → geschrieben. Wenn Sie sie gefunden haben, überprüfen Sie deren Richtigkeit und streichen sie an.

NARR, WALDMEISTER, IRRE, ZITRONEN, GUETER, ANHALTERIN, LESEN, ZUCKER, ALARM, AMEISENBAER, RITTER, NUMMER, EHE, LENKER, FLUTLICHT, TOMATE, RADIO, LEITER, UMZUG, WINDLICHTER

N	A	B	C	D	E	F	G	H	E	I	J	U	G	R
W	A	L	D	M	E	I	S	T	E	R	Z	J	U	K
V	B	R	Y	W	T	T	Z	I	T	R	O	N	E	N
T	L	R	R	D	L	R	U	S	B	E	M	O	T	P
A	A	E	T	C	E	G	C	W	V	F	L	H	E	I
N	L	A	S	F	G	E	K	A	Y	D	C	A	R	E
H	T	A	M	E	I	S	E	N	B	A	E	R	P	N
A	G	E	R	Q	N	D	R	H	V	N	K	I	M	U
L	B	E	F	M	K	F	D	N	R	H	I	T	L	M
T	D	S	A	W	S	T	H	E	R	L	B	T	I	M
E	F	R	J	E	Z	T	L	E	D	E	Q	E	H	E
R	K	A	H	R	U	O	U	H	I	D	V	R	R	R
I	M	D	K	G	B	M	K	F	L	A	Y	X	G	S
N	O	I	L	O	M	A	J	L	E	N	K	E	R	C
L	P	O	N	K	M	T	M	U	S	S	I	O	N	F
B	L	K	H	J	L	E	I	T	E	R	H	R	W	G
V	C	O	R	E	R	N	U	L	H	U	Z	U	D	G
E	D	F	Z	E	W	B	H	I	O	O	S	M	S	T
S	O	R	E	M	L	J	S	C	H	E	I	Z	R	S
W	U	K	T	U	E	R	T	H	K	J	U	U	T	X
W	I	N	D	L	I	C	H	T	E	R	G	G	B	G

AB 18

Buchstabensalat 2

Jetzt bearbeiten Sie eine ganz ähnliche Aufgabe. Die Vorlage hat viele Ähnlichkeiten. Nun sollen Sie aber das zuvor benutzte Suchschema wieder verlassen, da die Worte nun in anderen Richtungen lesbar sind. Alle anderen Worte, die Sie vielleicht entdecken, müssen Sie ignorieren. Es geht also darum, sich vom direkt vorher Getanem nicht ablenken zu lassen, sondern auf die veränderten Bedingungen einzustellen. Fokussieren Sie einzig auf Wörter in den Schreibrichtungen von unten nach oben ↑, von rechts nach links ← und für die Fleißigen von unten nach schräg rechts oben ↗.

JOGHURT, NEHMEN, QUER, EDEL, AMOR, LUNTE, GURT, WURZEL, NORDEN, NADEL, LADEN, KNETE, UHR, POKAL, ECKE, MURREN, GELD, BLECH, VOLT

N	A	B	C	D	T	R	U	H	G	O	J	U	R	R
W	A	L	D	N	E	I	S	T	E	R	Z	J	U	K
V	B	R	E	W	D	T	N	E	D	R	O	N	E	N
T	L	D	R	D	L	R	U	S	B	E	M	O	T	P
A	A	E	T	C	E	G	C	W	V	F	L	H	E	I
L	A	A	S	F	G	E	K	A	Y	D	C	T	R	E
H	T	A	N	E	M	H	E	N	B	A	E	R	P	N
A	R	E	U	Q	N	D	R	H	V	N	K	I	M	U
L	B	E	F	M	K	O	D	N	K	H	I	T	L	T
T	D	S	A	W	S	T	H	E	R	L	B	T	L	M
E	L	R	J	E	Z	T	L	E	D	E	Q	O	H	E
R	A	A	R	H	U	O	U	E	I	D	V	R	R	R
I	K	D	K	G	B	M	K	P	L	A	Y	N	G	S
N	O	I	R	O	M	A	J	L	E	N	K	E	R	C
L	P	O	E	K	M	T	M	U	S	S	I	R	N	F
B	L	K	H	J	L	E	I	T	E	R	H	R	W	G
V	C	O	R	E	T	N	U	L	L	U	Z	U	D	G
E	D	F	Z	E	W	B	H	I	O	O	S	M	S	T
S	O	R	E	M	L	J	S	C	H	E	I	Z	R	S
W	U	K	T	U	E	R	T	H	K	J	U	U	T	X
W	A	H	C	E	L	B	A	R	E	R	G	G	B	G

AB 19

Wo geht es lang? – Städte in Deutschland

Bitte versuchen Sie, die Buchstaben in die richtige Reihenfolge zu bringen. Zu welchen Ländern weisen die Wegweiser dann?

Als kleine Hilfestellung ist der erste Buchstabe manchmal schon großgeschrieben. Außerdem sind links nördliche Städte, rechts eher südliche Städte zu finden.

Versuchen Sie zu fokussieren und die Stopp-Regeln zu befolgen. Legen Sie sich eine Strategie zurecht (z.B. (1) Anfangsbuchstabe suchen, (2) Vokale und dann Konsonanten durchprobieren).

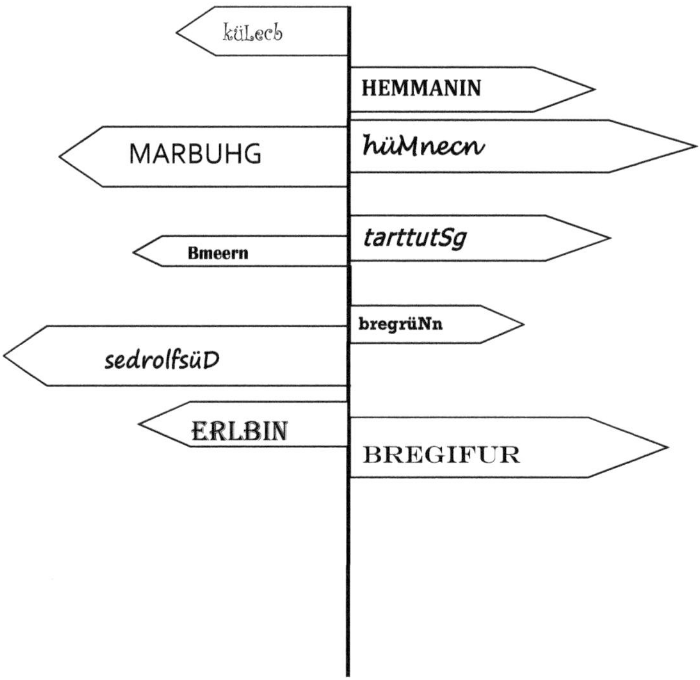

3.3 Zeitmanagement verbessern

Viele ADHS-Betroffene leiden darunter, dass es ihnen im Alltag an Zeit fehlt oder sie diese nicht effektiv nutzen können.

Vorweg sei einmal gesagt, dass das Zeitmanagement für alle Erwachsenen eine Herausforderung darstellt. Alle Menschen müssen lernen, die ihnen zur Verfügung stehende Zeit sinnvoll zu nutzen und einschätzen zu lernen, was alles in einen Tag passt. Diese Fähigkeiten müssen aufgebaut und gepflegt werden und zwar unabhängig davon, ob man ADHS hat oder nicht. Bei Erwachsenen kommen zum Selbstmanagement oft auch noch zusätzliche Anforderungen im Leben dazu. Vielleicht trägt man auch noch Verantwortung für andere Personen oder bei der Arbeit. Je mehr Aufgaben ein Mensch erledigen muss, desto schwieriger wird es, nichts zu vergessen.

Im Folgenden wollen wir Ihnen deshalb die Grundlagen des Zeitmanagements näherbringen. Diese Themen sind für Sie vielleicht nicht neu. Es ist aber wichtig, diese Fähigkeiten regelmäßig zu trainieren und zu schauen, ob sie noch verbesserungsfähig sind. Für ADHS-Betroffene, die Zeitmanagementtechniken meist nicht intuitiv beherrschen, ist es fundamental wichtig, gute Zeitmanagementfähigkeiten aufzubauen! Fangen Sie also jetzt damit an oder ergänzen Sie Ihre bisher genutzten Fähigkeiten.

Essenziell für ein gutes Zeitmanagement ist eine gute Zeitwahrnehmung, also zu wissen, welche Tätigkeit wie lange dauert. Wenn ich z. B. morgens um eine ganz bestimmte Uhrzeit bei einem Termin erscheinen muss, muss ich wissen, was ich vorher alles erledigt haben muss und wie lange das jeweils dauert. Bevor man also mit dem Zeitmanagement anfangen kann, muss man schauen, ob die eigene Zeitwahrnehmung funktioniert. Wagen Sie doch das Experiment und erfassen Sie einmal den tatsächlichen Zeitaufwand verschiedener Tätigkeiten.

Vielleicht kommt es Ihnen zunächst seltsam vor, alles so genau planen zu sollen. Zudem werden Sie am Anfang auch für das Planen und Schreiben der Listen Zeit benötigen. Ihnen wird es so vielleicht erst als Zusatzbelastung und nicht als Hilfe vorkommen. Bedenken Sie doch bitte, dass es etwas Zeit braucht, Veränderungen einzuführen und so zu vertiefen, dass sie irgendwann wie von allein laufen. Genau das sollte nämlich das Ziel sein. Zunächst machen Sie alles so bewusst, dass dieser neue Weg zur Gewohnheit wird und Ihnen ganz leicht von der Hand läuft. Sicherlich werden Sie sich hin und wieder ermahnen müssen, um nicht in die ungeplante chaotische Herangehensweise zurückzufallen. Aber dann müssen Sie nicht wieder von Null beginnen, sondern können auf bereits Gelerntes zurückgreifen.

Zeitwahrnehmung und Zeitmanagement

Zeitwahrnehmung und Zeitaufwand. Die Zeit ist ein Hilfsmittel, das dazu dient, den Tag in Untereinheiten einzuteilen. Je nachdem, mit was man gerade beschäftigt ist, kann sich die Wahrnehmung der verflossenen Zeit ändern. Bei interessanten, ausfüllenden Tätigkeiten vergeht die Zeit wie im Flug. Langweilige Tätigkeiten oder Warten lassen das Gefühl entstehen, die Zeit ziehe sich in die Länge. Um eine realistischere Zeitwahrnehmung zu erlangen, kann es hilfreich sein, die Dauer verschiedener Tätigkeiten zu messen und dies zu notieren. Wahrscheinlich werden Sie dabei feststellen, dass Sie sich bei den unterschiedlichsten Tätigkeiten verschätzt haben. Gerade bei unangenehmen Tätigkeiten ist man häufig überrascht, wie wenig Zeit erst vergangen ist. Die angenehmen Zeitvertreibe sind dem Empfinden nach häufig zu kurz.

Jede Person nimmt die Zeit auf ihre eigene Weise wahr. Auch genau dieselbe Tätigkeit kann sich im Zeitempfinden zu zwei verschiedenen Zeitpunkten oder bei zwei Personen extrem unterscheiden. Häufig klagen die Menschen darüber, dass sie abends nicht wissen, wo ihre ganze Zeit geblieben ist. Wirklich wichtige Dinge seien wieder einmal unerledigt liegen geblieben. In solchen Fällen empfiehlt es sich, den Zeitverlauf in einem Tagesbericht festzuhalten. Das heißt, genau zu notieren, was man wann für wie lange gemacht hat. Sinnvollerweise sollte man dies an einigen Tagen in Folge tun, um so einen besseren Überblick zu erlangen. Am Ende der Selbstbeobachtung können dann die Tätigkeiten in bestimmte Kategorien eingeteilt werden, z. B. Familie, Freizeit, Arbeit, Fahrzeiten usw.

Es kann sehr interessant sein, schwarz auf weiß zu sehen, wie die eigene Zeit wirklich verteilt ist. Hat man z. B. das Gefühl, für das eigene Hobby zu wenig Zeit zu haben, so lässt sich mithilfe dieser Zeiterfassung erkennen, wie viel Zeit man ihm wirklich einräumt. Gefühlte Zeit und wirklich vergangene Zeit unterscheiden sich oft deutlich. Aus den Tagesberichten lässt sich ein genaues Bild der Tätigkeiten erschließen, der tatsächliche Zeitaufwand wird erkannt. Beispielhaft folgt hier eine Tabelle, mit der sich der Zeitaufwand einzelner Tätigkeiten erfassen lässt. Man sollte diesen Bogen einige Tage mit sich führen und jede Tätigkeit darin festhalten. Alternativ könnten Sie eine App benutzen. Aber Vorsicht, bitte nicht zu viel Zeit mit dem Suchen verbringen.

Tabelle 4 Beispiel für einen Tagesbericht, der die Zeiten erfasst

Anfangszeit	Endzeit	Dauer (Minuten)	Tätigkeit	Kategorie
7:20			Wecker klingelt, ich will aufstehen	
7:30	7:50	20	Morgenhygiene	Pflege
7:50	8:15	25	Frühstück	Essen
8:15	8:30	15	Fahrt zur Arbeit	Auto
8:35	9:00	25	Durchsehen / Beantworten der Post und E-Mails	Arbeit

Was Sie selbst tun können!

Messen Sie mehrere Tage am Stück einmal Ihren persönlichen Zeitbedarf und erstellen Sie einen ungefähren Tagesplan, ähnlich dem Beispiel in Tabelle 4. Zur Hilfe können Sie dafür den Zeiten-Erfassungsbogen nehmen (**AB 20**, S. 121).

Zeitfresser. Wenn Sie sich Ihre Zeitverteilungen in den Tagesabläufen anschauen, wird Ihnen vielleicht auffallen, dass es einige sogenannte »Zeitfresser« gibt. Das sind Dinge, die entweder so unbewusst passieren, dass sie gar nicht notiert wurden und »Lücken« in das Protokoll reißen, oder Dinge, die sich viel länger ziehen als wir eigentlich gedacht hätten.

Sogenannte Zeitfresser können Folgendes sein:

- Das Handy mit seinen zahlreichen Beschäftigungsmöglichkeiten.
- Das Telefon, das einen immer genau dann unterbricht, wenn man sich gerade an den Schreibtisch gesetzt hat.
- Unerwarteter Besuch oder kurze geplante Kaffeepausen, welche sich in netter Gesellschaft zu längeren Pausen hinziehen.
- Eine kleine Erledigung, die sich in die Länge zieht. Zur falschen Zeit im Tagesablauf geschehen, kann sie ein großes Durcheinander in den Tagesablauf bringen.
- Das »Nicht-Nein-sagen-Können« kann mitunter dazu führen, dass man sehr viel zu tun hat, ohne etwas von dem zu erledigen, was einem selbst wichtig ist.
- Das Vor-sich-Herschieben ist ein Zeitfresser, da in dem Augenblick, in dem man der verschobenen Tätigkeit nicht mehr ausweichen kann, sie zum Problem mit vielen ungeahnten Folgen wird.
- Ein großer Zeitfresser sind auch die Tätigkeiten, die vor dem Weggehen erledigt werden müssen. Diese können zu häufigem Zuspätkommen führen.

Was Sie selbst tun können!

Das führt uns direkt zu Ihrer nächsten Aufgabe auf **AB 21** »Meine Zeitfresser und Gegenmaßnahmen« (S. 122): Welche Zeitfresser erkennen Sie bei sich? (Nicht alle Zeitfresser müssen in die oben genannte Liste passen, sie sind vielmehr individuell.)

Überlegen Sie einmal, ob Sie irgendetwas tun können, um diesen Zeitfressern zu begegnen?

Sie finden gleich ein paar Vorschläge, erfahrungsgemäß sollte man sich aber etwas Eigenes überlegen. Deshalb lesen Sie bitte erst weiter, wenn Sie **AB 20** und **AB 21** gemacht haben.

Hier sehen Sie ein paar Ideen anderer, was diese gegen ihre Zeitfresser tun.

Tipps gegen Zeitfresser. Ideen gegen Zuspätkommen:

- sofort nach dem Wecker-Klingeln aufstehen, gegebenenfalls zwei Wecker stellen, Wecker soweit vom Bett entfernt aufstellen, dass zum Ausstellen auf jeden Fall aufgestanden werden muss
- Frühstückstisch am Abend vorher decken
- Pausenbrote am Abend vorher schmieren, Getränke bereitstellen
- Kleidung am Abend vorher herauslegen
- Tag in Gedanken durchgehen (Was werde ich tun? Was werde ich dafür brauchen?)
- Tasche / Unterlagen schon frühzeitig (am Abend vorher) zusammenpacken
- Zeit ermitteln,
- die morgens im Bad benötigt wird
- die zum Frühstücken notwendig ist
- die zum Zähneputzen, Schuhe und Jacke anziehen usw. benötigt wird (im Winter auch zum Eiskratzen)
- plus zu allem noch eine Pufferzeit dazurechnen und den Wecker entsprechend früh stellen
- Routinen bilden – irgendwann geht dann alles im Halbschlaf

Ideen gegen »kurze« Pausen, die nicht kurz bleiben:

- die Dauer einer Pause vorher bestimmen
- Wecker / Eieruhr / Timer im Handy stellen, die ans Ende der Pausenzeit erinnern
- keine Dinge beginnen, bei denen es schwerfällt aufzuhören, z. B.
  - Handy oder Computer spielen
  - fernsehen
  - Buch lesen (besser Zeitungen / Magazine mit kurzen Artikeln und dann nur einen lesen)
  - mit Freunden telefonieren
- vor sich selbst und vor anderen klare Zeitgrenzen setzen und aussprechen, dann fällt es leichter, sie auch einzuhalten

- Es gibt auch digitale Hilfen im Handy. Apps die z. B. dabei helfen, bestimmte Sachen mit einer Zeitvorgabe zu versehen, sodass man sich Zeitkontingente pro Tag zuteilen kann. Diese sind auch sehr beliebt bei Eltern, die die Medienzeit ihrer Kinder so steuern und ein Ausufern verhindern wollen.

Ideen gegen Vor-sich-Herschieben:
- alles und vor allem Unangenehmes in kleine Stücke aufteilen
- alle Tätigkeiten auflisten und einzeln abarbeiten, danach genüsslich aus der Liste ausstreichen / abhaken
- Teilstücke inhaltlich sortieren und gruppieren, sodass die Abarbeitung Sinn ergibt (man muss sich so nicht jedes Mal neu eindenken)
- manche Tätigkeiten an jemanden delegieren, der es besser kann, oder eine Fachperson engagieren
- Erinnerungszettel schreiben und diese sichtbar anbringen, z. B. Post-it-Zettel an Spiegeln oder Eingangstüren
- sich selbst Anreize schaffen (sich mit kleinen Wenn-dann-Belohnungen belohnen), sich die Wichtigkeit der Tätigkeit vor Augen führen
- gutes Zeitmanagement: nicht so viel auf einmal vornehmen, Pufferzeiten einplanen

Ideen gegen »Nicht-Nein-sagen-können« sagen können, wenn man um (kleine) Gefallen gebeten wird:
- »Ja, aber« sagen, also »Ja, aber erst zu der Zeit, in der es mir passt«, oder »Ja, aber nur, wenn ich vorher meinen Kram geschafft habe«
- sich vorher plausible Antworten zurechtlegen
- erzählen, was man selbst alles zu tun hat
- persönlichen Zeitplan des Tages zeigen, verdeutlichen, dass da kein Raum mehr ist

Ideen gegen Störungen durch Handy / Kinder / Partner / Besuch:
- am Handy die Einstellungen verändern und keine Push-Nachrichten oder generelle Benachrichtigungen mehr zulassen. Oder wahlweise diese auf lautlos stellen. Sie könnten auch den Flug-

modus oder Bitte-nicht-stören-Modus anschalten, wenn Sie eine Zeitlang ungestört sein wollen.

- Handy auf lautlos stellen oder ausschalten
- Bitte-nicht-stören-Schild an die Arbeitszimmertür
- mit Kindern und Partner Zeiten vereinbaren, in denen Sie nicht gestört werden möchten
- für Kinder klare Regeln und Absprachen schaffen
- kurze Telefonate hintereinander führen, so reißen sie einen nicht aus einer anderen Tätigkeit heraus
- dem Besucher signalisieren, dass man keine Zeit hat, indem man nicht herein bittet
- dem Besucher mit Worten verdeutlichen, dass man keine Zeit hat (»Schade, dass du jetzt kommst, wo ich doch gerade keine Zeit habe! Kannst du vielleicht morgen um … kommen, dann können wir das ausführlich besprechen!«)
- Kolleginnen auf später vertrösten, feste Zeit vereinbaren

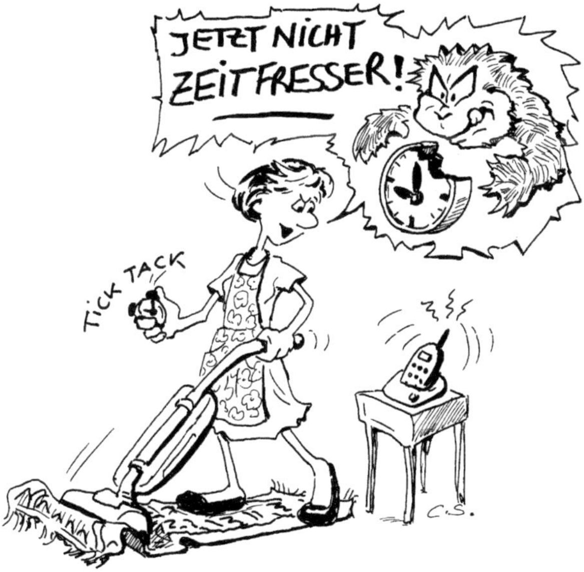

Zeit einteilen und planen. Sie haben jetzt gesehen, wie wichtig gute Planung für eine effektive Nutzung der Zeit ist. Wie lange die einzelnen Handlungen dauern, haben Sie bereits erfasst. Jetzt geht es darum, die Zeit gut einzuteilen und sinnvoll, aber auch realistisch zu verplanen.
Zeitpuffer. Erfahrungsgemäß tendieren Menschen dazu, ihre Tage zu voll zu packen. Planen Sie deshalb bei der zur Verfügung stehenden Zeit ungefähr 20 Prozent Pufferzeit ohne Aktivitäten ein. Wichtig ist auch, dass wirklich alle Tätigkeiten in der Planung bedacht werden, Anfahrts- und Wartezeiten sind unbedingt zu beachten. Weitere 20 Prozent der Zeit sollte man als Reserve für Unvorhergesehenes einplanen. Stellt sich am Ende des Tages heraus, dass sich nichts Unvorhergesehenes ereignet hat, können Sie die »geschenkte« Zeit sicher gut gebrauchen und vielleicht schon für den nächsten Tag etwas vorarbeiten. Aber erfahrungsgemäß vergeht kein Tag, ohne dass sich irgendetwas, was man zuvor nicht hatte bedenken können, ereignet.
Listen schreiben. Empfehlenswert ist auch immer das Listenschreiben. Machen Sie sich eine Liste mit allem, was Sie erledigen müssen, wollen und sollen. Notieren Sie dabei auch, wenn etwas nur an einem bestimmten Wochentag zu einer bestimmten Zeit stattfinden kann. Schreiben Sie dann hinter jeden Punkt auf der Liste, wie wichtig er ist. Markieren Sie die Wichtigkeit mit A, B oder C. Zur Hilfe können Sie dafür das **AB 22** »To-do-Liste mit Wichtigkeit« (S. 124) nehmen. Die einzelnen Punkte auf der Liste können Sie dann auf die einzelnen Wochentage aufteilen. Verteilen Sie immer erst die Listenpunkte, die mit A gekennzeichnet sind, danach die mit B. Erst zuletzt kommen die Cs in die noch freien Plätze. Beachten Sie dabei, dass einige Punkte feste Tag- und Zeitvorgaben haben. Immer wenn Sie etwas von der Liste erledigt haben, können Sie es durchstreichen. Sie werden sehen, wie schnell die Liste kürzer wird.
Persönliche Leistungskurve. Beachten Sie auch Ihre persönliche Leistungskurve. Die meisten Menschen haben irgendwann zwischen 14 und 16 Uhr ein kurzes Leistungstief. In dieser Zeit sinken

die Konzentration und die generelle Aufmerksamkeit drastisch ab. In vielen Fällen steigt die Müdigkeit zudem enorm an. In Ihrer Planung sollten Sie deshalb darauf achten, zu dieser Zeit keine Tätigkeiten einzuplanen, die Ihnen besonders schwerfallen oder große Konzentration erfordern. Erledigungen, die Ihnen die Möglichkeit geben, ein wenig frische Luft zu schnappen und sich zu bewegen, sind zu dieser Zeit besonders zu empfehlen. Halten Sie die Wege kurz, das heißt, verbinden Sie Tätigkeiten, die räumlich zusammen liegen. Bringen Sie z. B. die Briefe auf dem Weg von der Arbeit zur Post, kaufen Sie in der Zeit ein, in der Ihr Kind bei der Musikstunde oder dem Sport ist. So haben Sie keine Wartezeit und müssen nicht zweimal fahren.

Entspannungszeiten. Planen Sie auch Zeiten für Entspannung oder Hobbys ein. Achten Sie allerdings darauf, dass Sie diese Zeiten nicht ausdehnen. Benutzen Sie einen Timer, um die geplante Zeit einhalten zu können (dies hilft auch bei der Zeitwahrnehmung). Haben Sie sich z. B. vorgenommen, zehn Minuten in einem Roman zu lesen, so stellen Sie sich den Timer entsprechend und beenden Sie das Lesen, sobald er ertönt.

Jeder Tag lässt sich zumindest in groben Zügen vorherplanen. Verwenden können Sie dafür eine Tabelle oder einfach einen Kalender.

Bitte beachten Sie: Auch beim Zeitmanagement klappt nicht alles von selbst! Man muss es etwas trainieren, bevor es fast wie von selbst läuft. Wichtig ist es, einen realistischen Plan zu erstellen. Also nicht zu voll und die kleinen normalen menschlichen Dinge nicht vergessen. Auf den folgenden Seiten und in den Online-Materialien befinden sich Arbeitsblätter, die Sie zum Trainieren nutzen können. Sie können sich aber genauso gut einen Kalender kaufen oder ein Programm dazu im Handy bzw. auf Ihrem Computer nutzen. Achten Sie nur darauf, dass die Beschäftigung mit dem Organisieren des Tages nicht überhandnimmt und den halben Tag »auffrisst«.

Externe Erinnerungshilfen nutzen. Scheuen Sie sich nicht davor, Hilfe zu suchen und anzunehmen. So kann man sich auch innerhalb der Familie gemeinsam besser strukturieren, indem man z. B. einen Familienkalender führt. Diesen gibt es auch digital und im Handy hätten Sie ihn immer dabei. Bei den Eintragungen gilt es nur darauf zu achten, dass man nicht durcheinanderkommt. Nutzen Sie auch unbedingt die Erinnerungshilfen in den digitalen Kalendern. Dabei können Sie oft den Vorlauf der Erinnerung zum tatsächlichen Termin einstellen. Oder sie nutzen eine extra Erinnerungsfunktion / Wecker, wie es ihn in den meisten Handys gibt. Stellen Sie sich da z. B. die Zeit ein, zu der Sie etwa aufhören müssen zu arbeiten, um noch pünktlich Ihr Kind von der Kita abzuholen.

Was Sie selbst tun können!
Erstellen Sie sich selbst einen Tagesplan (**AB 23**, S. 125) und / oder einen Wochenplan (**AB 24**, S. 126). Dazu können Sie die beigefügten Vorlagen nehmen oder einen Kalender bzw. Programm auf dem PC oder Handy nutzen.

Damit Sie Routine bekommen, sollten Sie diese Technik einmal mehrere Wochen am Stück ausprobieren.

Bitte planen Sie jedoch nicht zu streng für sich. Der Plan sollte realistisch sein und auch zu Ihnen und Ihren persönlichen Bedürfnissen passen. Manche Menschen mögen es sehr genau, dann empfiehlt sich ein Kalender mit genauen Uhrzeitangaben (digital oder analog, ganz nach Belieben). Wer nicht gern sehr eng an konkrete Anfangszeiten gebunden sein möchte und für den der Überblick wichtig ist, wird vielleicht vom Wochenplan auf dem **AB 24** (S. 126) profitieren.

Sollten Sie zu den Menschen gehören, die sich gelegentlich in Aufgaben verlieren, können Sie die Erinnerungsfunktion im Handy nutzen. Auch die Kalender im Handy haben die nützliche Funktion, dass sie einen vorher erinnern können. Diese Funktion sollten Sie einstellen und auf den für Sie passenden zeitlichen Vorlauf achten.

AB 20

Zeiten-Erfassungsbogen

Bitte tragen Sie in die folgende Tabelle alle Tätigkeiten ein, die Sie im Laufe eines Tages erledigen. Wichtig sind auch die ungefähren Zeitangaben, schauen Sie deshalb bitte auf die Uhr. Schätzungen allein sind zu ungenau!

Mehrere kurze Tätigkeiten können Sie auch zusammenfassen und als Block aufschreiben. (Beispiel: mehrere Telefonate hintereinander werden einmal als Telefongespräche notiert; das Lesen der Post und E-Mails sowie deren Beantwortung können unter dem Stichwort Korrespondenz geführt werden.) Ordnen Sie später jeden Eintrag einer Kategorie zu.

Anfangszeit	Endzeit	Dauer (Minuten)	Tätigkeit	Kategorie

Meine Zeitfresser und Gegenmaßnahmen

Bitte tragen Sie hier Ihre persönlichen Zeitfresser ein. Diese können ganz individuell sein, sollten aber regelmäßig vorkommen (wie etwa Schlüssel suchen, tanken müssen, zäher Verkehr, morgens nicht aufstehen mögen).

Wenn Sie bereits erfolgreich Gegenmaßnahmen ergreifen oder gelegentlich ergreifen, brauchen Sie natürlich keine neue Strategie zu finden, vielleicht könnten Sie sich stattdessen überlegen, wie Sie sich helfen können, die Strategie auch regelmäßig anzuwenden.

1. Zeitfresser:

....

Meine Gegenmaßnahme:

....

....

Bisher erfolgreich eingesetzt?

☐ Ja ☐ Nein

2. Zeitfresser:

....

Meine Gegenmaßnahme:

....

....

Bisher erfolgreich eingesetzt?

☐ Ja ☐ Nein

Meine Zeitfresser und Gegenmaßnahmen

3. Zeitfresser:

....

Meine Gegenmaßnahme:

....

....

Bisher erfolgreich eingesetzt?

☐ Ja ☐ Nein

4. Zeitfresser:

....

Meine Gegenmaßnahme:

....

....

Bisher erfolgreich eingesetzt?

☐ Ja ☐ Nein

AB 22

To-do-Liste mit Wichtigkeit

Bewerten Sie bei jedem Eintrag auf der Liste, wie wichtig die Erledigung ist. Markieren Sie mit A, B oder C die Wichtigkeit.

Für das Abarbeiten der Listenpunkte gilt, zunächst die Listenpunkte mit einem A anzugehen, danach die mit B. Erst zuletzt kommen die Cs. Tragen Sie dann die Listenpunkte zur Erledigung in Ihren Wochenplan oder Kalender ein.

To do	**Kategorie**
(1)	....
(2)	....
(3)	....
(4)	....
(5)	....
(6)	....
(7)	....
(8)	....
(9)	....
(10)	....
(11)	....
(12)	....
(13)	....
(14)	....
(15)	....

AB 23

Tagesplan für ....

Notieren Sie hier alle Tätigkeiten, die Sie für diesen Tag planen. Denken Sie an Puffer-, Fahr- und Wartezeiten sowie an die persönliche Tagesform zu verschiedenen Uhrzeiten.

Zeit	Geplante Tätigkeit
7 Uhr	
8 Uhr	
9 Uhr	
10 Uhr	
11 Uhr	
12 Uhr	
13 Uhr	
14 Uhr	
15 Uhr	
16 Uhr	
17 Uhr	
18 Uhr	
19 Uhr	
20 Uhr	
21 Uhr	
22 Uhr	
23 Uhr	

AB 24

Wochenplan

	Montag	Dienstag	Mittwoch	Donnerstag	Freitag	Samstag	Sonntag
Vormittag							
Nachmittag							
Abend							

3.4 Chaos beseitigen und planvoller handeln

Beim Zeitmanagement haben Sie schon gelernt, wie wichtig es ist zu wissen, wie lange etwas dauert, um sich etwa einen Plan zu machen, wann man weg muss. Generell funktioniert es meist leichter im Leben, wenn man ungefähr weiß, was auf einen zukommt und was man dafür braucht.

Abgesehen vom Zeitmanagement gibt es noch andere Bereiche, in denen vorausschauendes Handeln und planvolles Vorgehen enorme Vorteile bringen können.

Manche Leute machen sich Fünfjahrespläne über ihre Ziele und die dazu nötigen Zwischenziele. Das wäre aber nicht der erste Schritt, sondern ein späterer. Versuchen Sie nicht, als Erstes Ziele anzuvisieren, die sehr weit in der Zukunft liegen. Die Möglichkeit, auf dem Weg verloren zu gehen oder das Ziel aus den Augen zu verlieren, ist dann einfach zu groß. Fangen Sie erst einmal im Alltag an. Schauen Sie auf einen Tag oder eine Woche. Vielleicht hilft es Ihnen, sich das Motto »Schritt für Schritt zum Ziel« vor Augen zu führen. Wenn Sie den Abschnitt 3.3 zum Zeitmanagement schon bearbeitet haben, dann sind Sie vielleicht schon so weit, die ganze Woche zu planen. Hier finden Sie weitere Möglichkeiten, noch mehr aus Ihrer Zeit herauszuholen und weniger chaotisch zu sein.

Alltags- und Organisationshilfen

Checklisten oder To-do-Listen. Schon beim Zeitmanagement haben wir darauf hingewiesen, wie wichtig das Schreiben von To-do-Listen ist. Alle Inhalte dieser Liste können Sie genüsslich ausstreichen, sobald Sie sie erledigt haben. Immer wenn Ihnen etwas Neues einfällt, können Sie es unten ergänzen. Achten Sie aber darauf, dass die Liste nicht zu lang wird, denn dann wird sie wieder unübersichtlich. Vielleicht können Sie die Punkte auch thematisch sortieren oder Sie vergeben Prioritätszeichen. Abgesehen von der Tatsache, dass Sie beim Durchstreichen merken, wie viel Sie getan haben, vergessen Sie auch weniger. Viele, vor allem kleine Einzelheiten, bewahrt man so vor dem Vergessen. Natürlich immer vorausgesetzt, Sie schauen auch auf die Liste.

Checklisten bieten sich für wiederkehrende Abläufe an. Manche Menschen machen sich Checklisten, die sie durchgehen, bevor die Familie in den Urlaub fährt. Abgesehen von der Packliste stehen da auch Dinge drauf, die vor der Abfahrt erledigt oder überprüft werden sollten (z. B. die Zeitung abbestellen oder den Ölstand des Autos überprüfen; s. folgenden Beispielkasten). Auch Dinge wie das Packen des Schulranzens oder der Arbeitstasche können anhand einer Checkliste gemacht werden. Andere wiederum finden es vielleicht hilfreich, für Dinge im Haushalt eine Checkliste zu haben. Etwa für das Wäschewaschen oder die verschiedenen Teilaspekte, die beim Putzen eines Zimmers anfallen. In Hotels gibt es für die Zimmermädchen Checklisten, damit sie bei der Reinigung nichts vergessen. Die Checkliste dient also als Gedankenstütze, nichts zu vergessen. Außerdem kann darauf durch Abhaken der erledigten Dinge der Überblick behalten werden. Sie können auf der Liste nachschauen, was schon abgehakt ist, und beim nächsten Punkt weitermachen. Auch Unterbrechungen sind so weniger störend, da Sie direkt sehen können, wo Sie wieder einsteigen können.

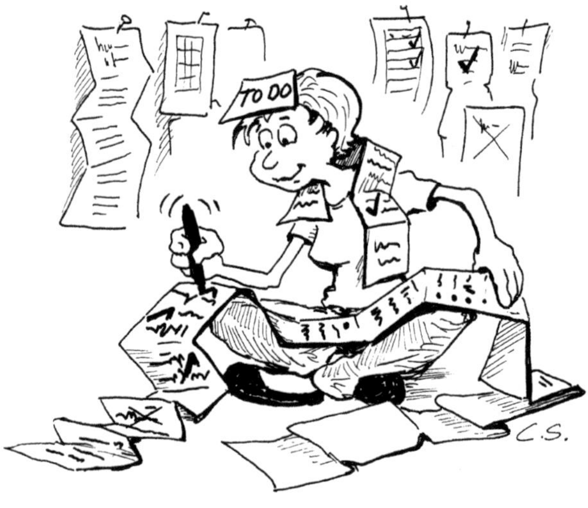

Beispiel • Checkliste Urlaub

- Koffer packen nach Packliste Sommer / Winter
- Kleidung und Schuhe
- Reiseapotheke
- Spiel- und Freizeitgegenstände
- Reisedokumente: Pässe, Adresse, Buchungsbestätigung, evtl. Zahlungsnachweis
- in allen Zimmern Mülleimer leeren
- Rollos herunterlassen
- Blumen gießen
- Briefkastenschlüssel zum Nachbarn / Nachsendeauftrag für Zeitungen / Zeitung abbestellen
- Auto überprüfen
- Reifendruck
- Flüssigkeiten

Sichtbare Erinnerungshilfen. Wie zuvor schon erwähnt, könnten Merkzettel Erinnerungshilfen sein, die man an strategisch günstigen Punkten befestigt. Aber auch anderes kann hier verwendet werden:

Machen Sie sich den berühmten Knoten ins Taschentuch oder legen Sie den Gegenstand, den Sie auf keinen Fall vergessen wollen, mitten in den Raum, sodass Sie ihn gar nicht übersehen können. Sollten Sie z. B. häufig vergessen, Ihrem Kind das Pausenbrot zu schmieren, legen Sie die Brotdose mitten auf den Küchentisch. Sobald Sie morgens die Küche betreten, wird sie Ihnen ins Auge fallen und Sie werden daran erinnert, dass Sie noch ein Brot schmieren müssen. Der Einkaufskorb vor der Eingangstür erinnert Sie daran, dass Sie einkaufen müssen, und dies schon, bevor Sie das Haus verlassen. Ein Zettel mitten auf dem Spiegel erinnert Sie an ein wichtiges Telefonat, dass Sie sofort erledigen wollten usw.

Wichtig

Achtung! Uns fällt etwas nur auf, wenn es neu oder ungewöhnlich ist. Hängt der Erinnerungszettel seit Wochen am Spiegel, wird er nicht mehr automatisch unsere Aufmerksamkeit auf sich ziehen. Also Vorsicht, erledigen Sie solche Dinge wirklich und nehmen Sie vor allem den Zettel / die sichtbare Erinnerungshilfe dann wieder weg.

Rund um das Einkaufen. Schreiben Sie die Dinge, die Sie brauchen, direkt auf den Einkaufszettel, sobald etwas fehlt. Gruppieren Sie die Gegenstände in der Weise, wie sie im Geschäft stehen (das erspart später Zeit und es wird auch weniger vergessen). Sollten Sie Ihren Einkaufszettel einmal vergessen haben, so gehen Sie in Gedanken die Küchenschränke und den Kühlschrank durch. Stellen Sie sich alles bildlich vor Ihrem inneren Auge vor. Dafür können Sie die Loci-Methode verwenden, die Sie in Abschnitt 3.5 kennenlernen werden. Die meisten Dinge werden Ihnen nun wieder einfallen. Damit Sie nicht in einem Lebensmittelgeschäft ziellos herumlaufen, schauen Sie sich einmal die Aufteilung an: Wo steht was, wie sind die Regale angeordnet usw. Schreiben Sie das ruhig auf. Jedes Mal, wenn Sie Ihren Einkaufszettel schreiben, können Sie die Dinge dann ordnen. Arbeiten Sie dann Punkt für Punkt Ihre Liste ab und versuchen Sie, alles andere außer Acht zu lassen.

Aus der Praxis 6

Eine ADHS-Betroffene hat uns einmal von einer ganz besonderen sichtbaren Erinnerungshilfe erzählt. Ihr Problem war, dass sie sich immer beim Aufräumen der Wohnung verzettelte. Sie fing etwas an und fand sich nach einiger Zeit bei einer ganz anderen Tätigkeit wieder. So brachte sie nie etwas wirklich zu Ende und fühlte sich in ihrem Chaos verloren. Sie hat dann beschlossen, immer wenn sie aufräumte, eine alte Schürze von ihrer Oma zu tragen. Und so erinnerte sie sich jedes Mal, wenn sie in den Spiegel oder an sich hinunter sah, dass sie gerade am Aufräumen war. Sie erzählte, dass sie sich am Anfang manchmal in der Schürze vor dem Fernseher wiederfand. Sie konnte gar nicht mehr genau sagen, wie sie dorthin gekommen war. Wahrscheinlich ist aber, dass sie beim Aufräumen eines anderen Zimmers etwas ins Wohnzimmer gebracht hatte und dann einfach dort geblieben war.

Diese einfache, ganz praktische Art, sich selbst an Dinge zu erinnern, hatte sie über Jahre immer weiter verbessert und kam damit gut zurecht.

Rund um die Papiere. Legen Sie Ordner für alle wichtigen Unterlagen an (Beschriftung nicht vergessen!). Versuchen Sie, die Dinge gleich abzuheften, wenn Sie sie bekommen. Oder greifen Sie auf ein Ordnungssystem zurück.

Für neue Unterlagen können Sie einen Ablegen-Kasten einrichten, den Sie des Öfteren durchsehen und abarbeiten sollten – machen Sie doch eine Routine daraus.

Ein weiteres Ablagefach sollte für Wichtiges zu Bearbeitendes sein. Dort sollten Rechnungen und Ähnliches hineinkommen, wenn Sie sie nicht sofort nach Erhalt bezahlen können. Diesen Stapel sollten Sie unbedingt einmal pro Woche durchgehen. Hierbei wäre eine Routine an einem bestimmten Tag ratsam.

Ein dritter Kasten sollte für zu Lesendes reserviert werden. Überlegen Sie sich aber ganz genau, was da hinein soll. Schneiden Sie interessante Artikel aus der Zeitung aus, anstatt die gesamte Zeitung hineinzulegen. Sobald Sie Ihre tägliche Post durchgesehen haben, sollten Sie entscheiden, in welches Ablagefach die jeweilige Sendung gehört. Werbung gehört sofort in den Mülleimer. Die Standmitteilungen der Versicherungen wird in das Fach zum späteren Ablegen gelegt, zu zahlende Rechnungen kommen in das Ablagefach für wichtige Erledigungen (sobald die Rechnung überwiesen ist, kommt sie entweder direkt in den Müll oder in den

Ablegen-Kasten), Prospekte und Ähnliches kommen zu den anderen zu lesenden Unterlagen.

Rund um die Finanzen. Manche ADHS Betroffene neigen zu Spontankäufen oder impulshaften Geldausgaben. Diese sollten mit Strategien aus Abschnitt 3.1 zur Impulskontrolle angegangen werden. Handelt es sich jedoch um Probleme beim Überblick der Ein- und Ausgaben, könnte ein Haushaltsbuch eine wertvolle Hilfe sein. Diese kann man auf Papier führen oder sich eine App zur Hilfe nehmen. Schaffen Sie sich auf jeden Fall zu Anfang des Monats eine Übersicht. Was sind Ihre Einnahmen und welche fixen Kosten gehen ab (Miete, Strom, Heizung, Versicherungen, Lebensmittel und mehr. Vergessen Sie auch eventuelle Kreditraten nicht). Überlegen Sie, welche Kosten in Zukunft auf Sie zukommen könnten, und legen Sie dafür etwas zurück. Generell ist es sinnvoll, einen Puffer für Unvorhergesehenes aufzubauen. Am Ende dieser Übersicht sehen Sie, was Sie übrig haben, und können diese Summe dann durch die Wochen des aktuellen Monats teilen (meist 4, manchmal 5). So haben Sie den Überblick, welchen Betrag Sie zur freien Verfügung haben. Sollten Sie in diesem Bereich Schwierigkeiten haben, nehmen Sie mit gutem Gewissen Hilfe an. Vielen Menschen hilft es auch, nicht alles mit Karte zu bezahlen, sondern mit Bargeld. Denn dadurch hat man besser im Blick, was tatsächlich vom Budget noch übrig ist.

Automatisieren von Handlungen. Im Alltag können oft ganz kleine Dinge helfen, das Chaos zu reduzieren. Im Folgenden finden Sie dazu einige Tipps zu den Alltags- und Organisationshilfen.

An anderer Stelle dieses Buches (Aus der Praxis 4, S. 59) haben wir schon einmal erwähnt, wie sinnvoll es manchmal für den Menschen ist, Routinetätigkeiten zu automatisieren. Das spart Zeit und Gedankenkapazität. Diese Automation können wir auch gezielt nutzen. Wir können sie zu unseren Zwecken einsetzen.

Viele Dinge laufen automatisch, also ohne bewusste Steuerung ab, z. B. Zähneputzen, Autofahren, Kaffeekochen, Anziehen usw. Diese automatischen Prozesse erleichtern dem Gehirn die Arbeit, da wir für diese Tätigkeiten keine besondere Aufmerksamkeit oder Gedächtnisleistung brauchen. Ganze Handlungsketten laufen nacheinander ab, ohne die Notwendigkeit, jedes Mal über den nächsten Schritt nachdenken zu müssen. Oder erinnern Sie sich noch, wann Sie das letzte Mal Bremse, Gas und Kuppelung ganz bewusst bedient haben?

Mit einer willentlichen Automatisierung von verschiedenen Handlungen lassen sich einige alltägliche Probleme lösen, wie z. B. das Vergessen des Schlüssels, das Verlegen der Brille oder anderer Gegenstände. Dazu empfiehlt es sich, in vier Schritten vorzugehen.

(1) Suchen Sie den Knackpunkt.
(2) Überlegen Sie, was Sie stattdessen machen wollen. Planen Sie gegebenenfalls Erinnerungshilfen.
(3) Tun Sie es und begleiten Sie die Handlung mit lautem Aussprechen der Handlung. Dies hilft beim schnelleren Automatisieren.
(4) Wiederholen Sie es oft.

Beispiel

Um eine Handlung zu automatisieren, gehen Sie in vier Schritten vor:

1. Schritt. Machen Sie sich bewusst, warum Sie etwas nicht so hinbekommen, wie Sie es wollen. Suchen Sie dazu die Situation, in der es seinen Anfang genommen hat. Suchen Sie den jeweiligen »Knackpunkt«.

2. Schritt. Planen Sie, was Sie tun wollen, um dem »Knackpunkt« zuvorzukommen. Suchen Sie sich z. B. für die Brille, die Sie nur zum Lesen brauchen, eine feste Stelle aus.

3. Schritt. Sobald Sie aufstehen, um etwas anderes zu tun, führen Sie die neue Handlung aus. Sagen Sie sich laut vor, was Sie tun sollten (etwa »Ich lege meine Brille jetzt an ihren Platz«.

4. Schritt. Verfahren Sie immer wieder in der gleichen Reihenfolge. Wenn Sie etwas wirklich automatisieren wollen, müssen

Sie es ganz regelmäßig üben. Eine Zeitlang müssen Sie die Handlung immer wieder ganz bewusst ausführen. Aber Sie werden merken, dass sie irgendwann unbewusst geworden ist und Sie sich darauf verlassen können. Falls Sie die Brille einmal an einem anderen Platz sehen, nehmen Sie es auf sich und legen Sie sie an den richtigen Platz.

Aus der Praxis 7

Herr B. verbringt viel Zeit damit, morgens seinen Schlüssel zu suchen. Der Schlüssel liegt immer an anderen Orten, mal in einer Jackentasche, mal in der Küche, manchmal im Badezimmer. Gelegentlich kommt er deshalb sogar zu spät zur Arbeit.

- Der Knackpunkt ist, dass der Schlüssel nicht immer am selben Ort ist.
- Herr B. will dem Schlüssel nun einen festen Platz geben. Im Eingangsbereich seiner Wohnung hängt er dafür extra einen Schlüsselhaken auf.
- Nachdem Herr B. die Wohnung betritt, sagt er sich: »So, jetzt hänge ich hier meinen Schlüssel hin«, und führt gleichzeitig die Handlung aus. (Zu Beginn hat er sich noch ein Post-it mit den Worten »Schlüssel aufhängen« als Erinnerungshilfe an den Spiegel hinter der Eingangstür gehängt.)
- Herr B. bemüht sich, beim Hereinkommen an das Aufhängen des Schlüssels zu denken. Hat er es einmal vergessen und »findet« den Schlüssel an einem anderen Ort, bringt er ihn sofort zum Haken. Nach einigen Wochen passiert es so gut wie nicht mehr, dass der Schlüssel nicht an seinem Haken hängt.

Rituale finden. Rituale im Alltag geben Halt und Sicherheit. Sie helfen, Struktur zu schaffen. Neben den einfach nur schönen Ritualen, wie vielleicht dem gemeinsamen Abendessen oder »Heim-Kino«-Abend, gibt es andere hilfreiche Rituale, die im Haushalt Strukturen schaffen und Arbeitsabläufe vereinfachen. Bestimmen Sie doch z. B. einen Putztag, an dem bestimmte Aufgaben erledigt werden sollen.

Verteilen Sie die Aufgaben dann untereinander und bestimmen Sie einen Tag. Versuchen Sie, mehrere Wochen diesen Tag als Putztag zu nehmen und die Aufgabenverteilung, eventuell sogar die Tageszeit konstant zu halten. Das Putzritual wird bald zur Gewohnheit werden und erspart Ihnen vielleicht auch einige »häusliche« Diskussionen. Jedem Wochentag können Sie unterschiedliche Mottos zuordnen. Montags könnte immer der Großeinkaufstag für die ganze Woche sein, dienstags der Wäschetag, mittwochs der Saug- und Wischtag usw. Solche Routinen erleichtern es Ihnen, die Aufgaben nicht zu vergessen. Da jede Woche in der bestimmten Reihenfolge verläuft, wird nichts vergessen. Auch helfen die Alltagsroutinen, wenn man es mit dem »Aufraffen« schwer hat. Zu Beginn ist es natürlich schwierig, aber je fester das Ritual verankert ist, desto leichter wird es Ihnen fallen, die Aufgaben zu erfüllen.

Abends vor dem Zubettgehen könnte man es sich zum Ritual machen, gedanklich den nächsten Tag durchzugehen. Was muss erledigt werden, welche Termine stehen an usw.? Schauen Sie noch einmal in Ihren Kalender und überlegen sich einen groben Tagesplan. An dieser Stelle könnten Sie auch schon Ihre Sachen / Unterlagen für den kommenden Tag zusammenpacken. Besonders wichtige Dinge, die Sie nicht vergessen wollen, könnten Sie auf farbige Post-it-Zettel schreiben und an einem gut sichtbaren Ort aufhängen. Sie werden sehen, dass Sie auch viel beruhigter einschlafen, da Sie sich sicher sein können, nichts Wichtiges vergessen zu haben.

Was Sie selbst tun können!
Wir haben Ihnen in diesem Kapitel verschiedene Möglichkeiten aufgezeigt, was Sie alles an Alltagsstrategien ausprobieren könnten. Vielleicht finden Sie aber auch etwas, was ganz genau zu Ihnen passt und hier nicht aufgeführt ist. Zur Hilfe können Sie das **AB 25** »Alltagsstrategien« (S. 137) nehmen. Wollen Sie sich eine Checkliste erstellen, haben wir hier eine Vorlage für Sie (**AB 26**, S. 139)

Manches von den Hilfen hier hört sich in der Beschreibung ganz klein und einfach an. Sie fragen sich vielleicht, ob das teilweise nicht etwas zu einfach ist. Manchmal sind es aber genau die kleinen Dinge, die den Alltag leichter machen und die gefühlte Belastung senken. Wir glauben, in diesem Fall gibt es nichts zu verlieren, und wollen Ihnen vorschlagen, es einmal auszuprobieren.

Vor allem die Sache mit dem Automatisieren kann im Alltag Wunder wirken, wenn Sie z. B. nicht mehr morgens gehetzt den Schlüssel suchen müssen. Versuchen Sie in den kommenden zwei Wochen doch einmal, ein einfaches und klar abgrenzbares Verhalten zu automatisieren. **AB 27** »Automatisieren« (S. 140) kann Ihnen dabei helfen. Oder Sie erweitern eine Verhaltenskette um etwas, das Sie nicht mehr vergessen wollen, mit **AB 28** »Automatisieren in Verhaltensketten« (S. 142).

Strukturieren Sie Ihre Woche, ordnen Sie bestimmten Wochentagen bestimmte Aufgaben zu. Verbinden Sie dies im Idealfall gleich mit einem guten Zeitmanagement. Überlegen Sie einmal, was ist wann sinnvoll zu erledigen. Nutzen Sie Ihren Kalender oder das **AB 29** »Wochentagen Tätigkeiten zuordnen« (S. 143).

Alltagsstrategien

Ich möchte versuchen, folgende Strategien in meinem Alltag einzusetzen.

Bitte notieren Sie sich auch, wann Sie es ausprobieren wollen, und nach einiger Zeit, wie Sie es bewerten.

Strategie

....

....

Wann werde ich sie einsetzen:

....

Bewertung (ist die Strategie für Sie umsetzbar, bringt sie das gewünschte Ergebnis):

....

Strategie

....

....

Wann werde ich sie einsetzen:

....

Bewertung (ist die Strategie für Sie umsetzbar, bringt sie das gewünschte Ergebnis):

....

Alltagsstrategien

Strategie

....

....

Wann werde ich sie einsetzen:

....

Bewertung (ist die Strategie für Sie umsetzbar, bringt sie das gewünschte Ergebnis):

....

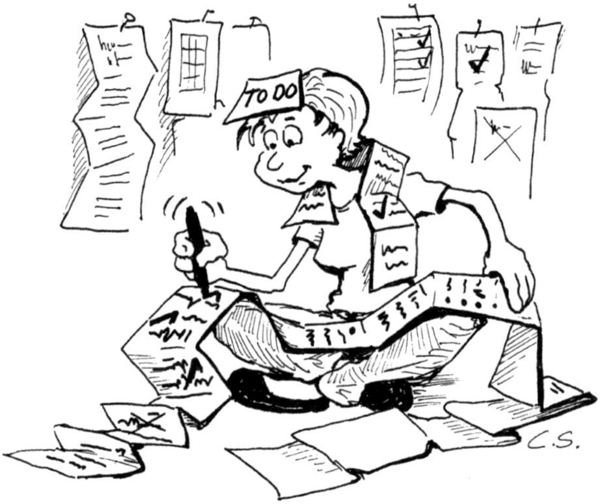

AB 26

Checkliste zum Thema ....

- ☐ ....
- ☐ ....
- ☐ ....
- ☐ ....
- ☐ ....
- ☐ ....
- ☐ ....
- ☐ ....
- ☐ ....
- ☐ ....
- ☐ ....
- ☐ ....
- ☐ ....
- ☐ ....
- ☐ ....
- ☐ ....
- ☐ ....
- ☐ ....
- ☐ ....
- ☐ ....

Automatisieren

Wie bereits mehrfach erwähnt, kann es sinnvoll sein, einzelne Verhaltensweisen zu automatisieren. Zur Übung suchen Sie sich zunächst ein klar abgrenzbares Verhalten aus, das Sie gern automatisieren wollen. Bitte versuchen Sie, dieses Verhalten auch regelmäßig auszuführen!

Bitte achten Sie darauf, dass es nicht zu komplex ist, in Ihren Alltag passt und ohne zu große Hürden durchführbar ist (Beispiele für Verhalten: Schlüssel oder Tasche an bestimmten Platz legen / hängen, Schuhe nach dem Ausziehen gleich wegräumen, Medikament einnehmen).

Gehen Sie in vier Schritten vor:

(1) Suchen Sie den Knackpunkt.

....

....

(2) Überlegen Sie, was Sie stattdessen machen wollen. Planen Sie gegebenenfalls Erinnerungshilfen.

....

....

(3) Tun Sie es und begleiten Sie die Handlung mit lautem Aussprechen der Handlung. Dies hilft zum schnelleren Automatisieren. Notieren Sie hier den Satz, den Sie während der Handlung sagen wollen.

....

....

Automatisieren

(4) Wiederholen Sie es oft.

....

....

Das tue ich, wenn ich das direkte Handeln einmal vergessen habe:

....

....

AB 28

Automatisieren in Verhaltensketten

Manchmal fällt das Automatisieren noch leichter, wenn man es in einer ganzen Verhaltenskette einbindet. Zum Beispiel könnten Sie die Einnahme eines Medikamentes an das Zahnputz-Ritual koppeln. Viele Menschen haben ganze Verhaltensketten / oder auch Rituale, die sie vor dem Zubettgehen oder nach dem Aufstehen durchlaufen, vielleicht lässt sich an diese Kette etwas anhängen.

Beispiel

Morgenritual
Wecker ausstellen – aufstehen – ins Bad gehen – auf die Toilette – Hände- und Gesicht waschen – Zähne putzen – Deo – anziehen.

Neues Morgenritual
Wecker ausstellen – aufstehen – ins Bad gehen – auf die Toilette – Hände- und Gesicht waschen – Tablette einnehmen – Zähne putzen – Deo – anziehen

Ich möchte folgendes **Verhalten** automatisieren:

....

Zur besseren Durchführbarkeit, koppele ich es an (vor oder nach) folgendes, bereits bestehendes Verhalten (bitte listen Sie hier eine ganze Verhaltenskette auf):

....

....

An folgenden Tagen oder in folgenden Situationen werde ich es anwenden.

....

Wochentagen Tätigkeiten zuordnen

Ritualen geht es darum, durch die Wiederholung und immer gleiche Abfolge eine Automation zu erreichen und auch das Gedächtnis zu entlasten. Hierbei sind gut abgrenzbare wöchentlich wiederkehrende Tätigkeiten gemeint wie etwa Blumengießen, Toilette putzen, Einkaufen, Haare waschen, Staubsaugen, Inhalt des Ablagekörbchen wegsortieren usw.

Für folgende Routinetätigkeiten möchte ich eine Routine entwickeln, um sie so weniger zu vergessen:

....

....

....

....

Bitte ordnen Sie in einem zweiten Schritt, die Aufgaben einem Wochentag zu.

Montag:

....

....

Dienstag:

....

....

Wochentagen Tätigkeiten zuordnen

Mittwoch:

....

....

Donnerstag:

....

....

Freitag:

....

....

Samstag:

....

....

Sonntag:

....

....

3.5 Vergesslichkeit reduzieren

Viele ADHS-Betroffene klagen über Gedächtnisprobleme. Sie beschreiben sich als vergesslich, wie ein zerstreuter Professor. Zu diesem Problembereich würden wir Ihnen gerne einige Übungen zum Kurz- und Langzeitgedächtnis näherbringen. Wir sind davon überzeugt, dass es wichtig ist zu verstehen, wie das Gedächtnis funktioniert, bevor man Veränderungen angehen kann. Aus der Funktionsweise kann man dann einfache Tipps ableiten und realistischer einschätzen, was das Gedächtnis überhaupt leisten kann.

Kurz- und Langzeitgedächtnis – Was ist das?
Ein besseres Verständnis des menschlichen Gedächtnissystems soll Ihnen helfen, Ihre eigenen Schwachstellen zu erkennen und an ihnen arbeiten zu können. Voraussetzung für gute Gedächtnisleistung ist die Aufmerksamkeit bzw. Konzentration, denn nur was aufmerksam wahrgenommen wurde, kann in das Gedächtnis gelangen. Die Nutzung von Gedächtnisinhalten umfasst drei Prozesse.

(1) Zuerst müssen die Informationen, die aufgenommen werden sollen, in die richtige Form gebracht werden. Diesen Prozess nennt man *Enkodieren*.
(2) Dann muss die Information im Gedächtnis aufbewahrt, also gespeichert werden.
(3) Und zu guter Letzt soll die Information benutzt werden, man muss sie also auch wieder abrufen können.

Die Aufmerksamkeit ist also die Bedingung, um Informationen aus der Umwelt aufnehmen und sich bewusst machen zu können.
Kurzzeitgedächtnis. Im Moment der Bewusstmachung ist die Information im Kurzzeitgedächtnis gespeichert. Dort kann sie jedoch nur eine kurze Zeit aufbewahrt werden. Entweder wird sie dann in das Langzeitgedächtnis überführt oder sie geht verloren. Das Kurzzeitgedächtnis hat nur eine begrenzte Kapazität, es kann zwischen fünf und neun Elemente aufnehmen. Der Umfang dieser einzelnen Elemente ist jedoch nicht genau festgelegt.

Will man sich z. B. eine sechsstellige Telefonnummer merken, so belegt jede Ziffer einen Speicherplatz. Gruppiert man die Ziffern in Zweierblöcken, verändert man sie also zu zweistelligen Zahlen, so nehmen sie nur die Hälfte der Speicherplätze ein.

Im Kurzzeitgedächtnis werden die Informationen so bearbeitet, dass sie gespeichert werden können (deshalb wird es manchmal auch als Arbeitsgedächtnis bezeichnet) oder sie gehen verloren. Zum Beispiel muss beim Sprechen und Zuhören immer der Anfang des Satzes noch im Kurzeitgedächtnis präsent sein, um ihn zu verstehen. Gerade Worte wie *welche, der, die* oder *jenes* beziehen sich meist auf etwas zuvor Gesagtes. Hätte man dies schon vergessen, so könnte man keinem Gespräch folgen.

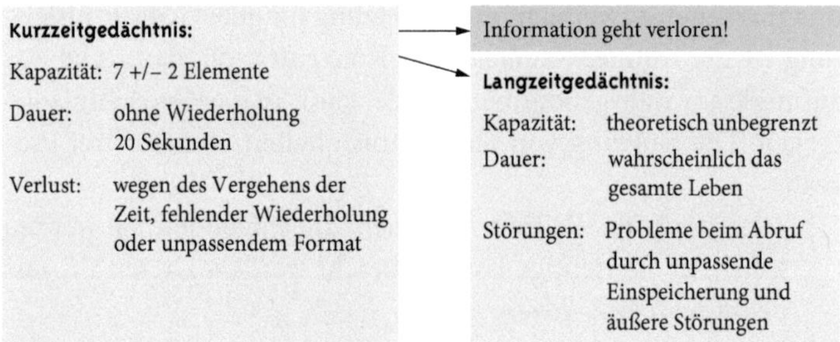

Abbildung 5 Kurz- und Langzeitgedächtnis

Die Arbeit des Kurzzeitgedächtnisses kann man unterstützen. Für die Überführung der Information vom Kurz- in das Langzeitgedächtnis muss die Information in die richtige Form gebracht, also enkodiert werden. Folgende Techniken verbessern diese Übertragung. Sie erhöhen die Wahrscheinlichkeit, dass die Informationen ins Langzeitgedächtnis überführt werden:

- **Memorieren –** gedankliche Wiederholung einer Information, die man sich nur kurzfristig merken will (wie z. B. Auswendiglernen).

- **Organisieren** – Verdichtung der Information durch Zusammenfassen zu Gruppen und Überführung in sinnvolle Reihenfolgen (wie z. B. die Einkaufsliste in Sachgruppen aufteilen und in die Reihenfolge bringen, in der die Artikel im Geschäft stehen).
- **Elaborieren** – Die Informationen werden erweitert, indem sprachliche oder sinnliche Erfahrungen gedanklich zugefügt werden (wie z. B. Eselsbrücken, bildliche Vorstellungen, Melodien usw.).

Was Sie selbst tun können!

Gibt es Informationen, die Sie unbedingt behalten wollen, wie z. B. die Pin-Nummer für Ihr Handy oder die EC-Karte? Diese Nummern könnte man natürlich aufgeschrieben mit sich führen, davon wird jedoch abgeraten. Es bleibt Ihnen also nichts anderes übrig, als die Nummer so in sich einzuspeichern, dass Sie sie langfristig behalten und auch gut wieder abrufen können.

Gibt es eine Zahl, die Sie sich merken wollen? **AB 30** »Zahlenfolge merken« (S. 155) hilft Ihnen dabei.

Einspeicherhilfen

Der Prozess des Einspeicherns kann unterstützt werden. Im Folgenden werden wir Ihnen weitere Techniken, die das Abrufen von Einzelheiten erleichtern, vorstellen. Sie haben gemein, dass sie schon während des Einspeicherns einer besonderen Behandlung bedürfen. Damit kann später eine erleichterte Abrufung gewährleistet werden. Diese Methoden lassen sich nur für neu zu lernendes Material verwenden. Gedächtnisinhalte, die bereits gespeichert sind, lassen sich durch sie nicht vereinfacht abrufen. Lediglich wenn schon Gelerntes in eine gewisse Abfolge gebracht werden, also umstrukturiert werden soll, können diese Techniken Verwendung finden. Kennen Sie folgende Hilfen?

Rhythmisieren. Eine Methode, sich Zahlenfolgen besser einzuprägen, ist die Rhythmisierung. Hierbei ist es wichtig, dass die Zahlen schon während der Einspeicherung in diesem bestimmten Rhythmus vorliegen. Mit den Zahlen wird dann die Sprachmelodie, der Klangrhythmus, abgespeichert. Beim Abrufen kommen durch die

Erinnerung an die Melodie die Zahlen in der richtigen Reihenfolge wieder ins Gedächtnis.

Parallelen herstellen. Neue Informationen sollen mit bereits vorhandenen Gedächtnisinhalten verknüpft werden. Wenn Sie jemanden kennenlernen, so sollten Sie sich, sobald Sie den Namen hören, fragen, ob Sie jemanden mit einem gleichen oder ähnlichen Namen kennen, und diese beiden in Gedanken miteinander verbinden (Stellen Sie bei neuen Namen jedoch sicher, dass Sie ihn richtig gehört haben; versuchen Sie ihn gleich mehrfach zu verwenden.). Wollen Sie sich Zahlen oder Zahlenfolgen merken, überlegen Sie gleich, ob Sie diese Zahlenfolge nicht schon kennen. Weil es beispielsweise das Geburtsdatum Ihres Partners ist, der Tag der Deutschen Einheit, Weihnachten oder Sonstiges. Vielleicht lässt sich auch eine Eselsbrücke finden.

Vorstellungsbilder. Einzelinformationen können Sie mit Bildern verknüpfen, beispielsweise beim Merken von Namen. Sollten Sie sich den Namen Baer merken wollen, so können Sie den Menschen Frau Baer bildlich mit dem Tier Bär verbinden. Bei vielen Namen ist das aber gar nicht so einfach. Versuchen Sie, bei diesen Namen eine Verbindung zu einem hervorstechenden Merkmal der Person zu finden. Oder Sie verändern den Namen geringfügig, sodass er ein Wort ergibt, das Sie sich merken. Denken Sie z. B. bei Frau Bürgel an einen Bügel und ein R, schon haben Sie ein Vorstellungsbild.

Loci-Methode. Diese Methode stammt von den alten Griechen. Sie wurde von Schauspielern oder Rednern benutzt, die sich lange Texte merken wollten. Bei dieser Technik werden die wichtigsten Punkte als Stichwörter zusammengefasst. Diese werden dann an bestimmten Orten gedanklich abgelegt. Um die richtige Reihenfolge der Wiedergabe zu gewährleisten, werden sie nicht irgendwie abgelegt. Rufen Sie sich einen gut bekannten Weg ins Gedächtnis, z. B. den Weg zur Arbeit. Aber auch ein Rundblick durch das heimische Wohnzimmer bietet sich an. Die zu lernenden Stichpunkte werden nun der Reihe nach an markanten Punkten des Weges abgelegt. Dies alles sollten Sie sich bildlich vorstellen und mehrmals wiederholt durchgehen, um die Verknüpfung des gut Bekannten mit den neuen Informationen zu verfestigen. Sollen diese Informationen abgerufen werden, müssen Sie nur den Weg vor Ihrem geistigen Auge entlang gehen.

Was Sie selbst tun können!
Versuchen Sie doch einmal verschiedene Möglichkeiten der Einspeicherhilfen aus dem **AB 31** (S. 156). Jeder Mensch hat eine persönliche Vorliebe, welche Einspeicherhilfe ihm am besten liegt. Oftmals macht es auch Sinn, unterschiedliche Hilfen für verschiedene einzuspeichernde Dinge zu nutzen. Zahlen merkt man sich anders als Namen usw. Deshalb ist es wichtig, die verschiedenen Möglichkeiten durchzuprobieren, damit Sie herausfinden, was zu Ihnen persönlich passt.

Langzeitgedächtnis
Mit den eben genannten Techniken kann das Gedächtnis bei der Einspeicherung unterstützen werden. Um sich später wieder an die Information erinnern zu können, muss sie aus dem Speicher des Langzeitgedächtnisses geholt werden. Schauen wir uns erst einmal die Funktionsweise des Langzeitgedächtnisses genauer an.

Das Langzeitgedächtnis hat eine sehr hohe Kapazität und auch die Dauer der Speicherung ist enorm lang. Wahrscheinlich dauert sie das ganze Leben. Im Langzeitgedächtnis sollen Informationen lange aufbewahrt, also gespeichert werden. Würden die Informationen einfach nur irgendwie angehäuft, so würde das Abrufen sehr schwerfallen. Jede einzelne Information müsste wie die Stecknadel im Heuhaufen gesucht werden. Deshalb ist es sinnvoll, die Informationen nach einem bestimmten Ordnungsprinzip abzulegen. Vorstellen kann man sich das Ganze z. B. wie eine Bibliothek, in der jedes Buch eine bestimmte Information enthält. Die Bücher sind nach Themen, Autoren und Erscheinungsdatum geordnet, sodass sich alles mehr oder weniger leicht finden lässt.

Definition

Gedächtnisprobleme. Wenn wir von Gedächtnisproblemen sprechen, meinen wir zumeist Probleme beim Abrufen der Information aus dem Langzeitgedächtnis. Ein anderes, oft auftretendes Problem ist die Tatsache, dass man Informationen nicht genügend Aufmerksamkeit schenkt und sie so erst gar nicht in das Gedächtnissystem gelangen.

Abrufen. Das Abrufen, also das Finden der Information im Gedächtnis, kann mitunter schwierig sein. Ursächlich ist dann aber nicht, dass man sich nichts behalten kann, sondern dass man den Weg des Bewusstmachens der Erinnerung nicht mehr zu gehen weiß. Die Information ist also durchaus im Gedächtnis gespeichert, nur hat man Schwierigkeiten, sie an die Oberfläche zu befördern. Eine häufige Abrufung – also eine Wiederbewusstmachung des Wissens – schult den Wissensabruf und beugt so Gedächtnisproblemen vor.

Abrufstrategien. Beim Abrufen der Gedächtnisinhalte kann es zu verschiedenen Problemen kommen. Der gesuchte Gedächtnisinhalt lässt sich in der Fülle aller Erinnerungen nicht finden. Man weiß bildlich gesprochen nicht, wo man das Buch in der großen Bibliothek suchen soll. Jeglicher Anhaltspunkt, wo es sein könnte, fehlt. Zum Beispiel liegt einem manchmal etwas auf der Zunge, es fällt einem aber einfach nicht ein. In diesem Moment ist der Weg des Abrufens blockiert. Je intensiver Sie versuchen, die Information zu erinnern, desto schwerer wird es Ihnen fallen. Versuchen Sie also, sich zu entspannen und an etwas anderes zu denken. Häufig kommt die gesuchte Information dann ganz von allein wieder ins Gedächtnis. Suchen Sie eine Information in Ihrem Gedächtnis, die Ihnen nicht sofort einfällt, so versuchen Sie möglichst viele Anhaltspunkte zu finden, wo sie versteckt sein könnte.

Unser Gehirn bildet Netzwerke, nach denen Information miteinander verknüpft sind. Je häufiger eine Verbindung bisher gebraucht wurde, desto schneller und einfacher erinnert man sie.

Erinnern wir uns an ein Element, kommt die Erinnerung an das nächste häufig wie von selbst. Jedes Element kann mit mehreren anderen verknüpft sein. Deutlich wird das daran, dass wir oft nur ein Stichwort brauchen und schon erinnern wir uns wieder an alles. Mind-Mapping ist eine Methode, in der man ein Wort mit verschiedenen anderen räumlich und symbolisch verknüpft. So können auch komplexe Zusammenhänge mit wenig Aufwand dargestellt werden. Zusätzlich kann mittels bildlicher Zusätze eine Erleichterung des Abrufens erreicht werden.

Bildliche Hinweisreize / Schlüsselreize. Um sich an Einzelheiten aus der Vergangenheit zu erinnern, können Fotos sehr hilfreich sein. Zum Beispiel kann das Betrachten der Urlaubsfotos einen in Gedanken wieder an diesen Ort versetzen, man erinnert sich an Stimmungen, Gerüche, Inhalte und viele weitere Einzelheiten. Auch Babyfotos des eigenen Kindes können lebhafte Erinnerungen an diese Zeit wieder aufleben lassen. Das Foto dient in diesem Falle als Schlüssel- oder Ankerreiz, der eine ganze Reihe von vergessen geglaubten Erinnerungen aktiviert.

Alphabetisieren. Sollte Ihnen einmal ein Name einer Person oder eines Produkts entfallen sein, versuchen Sie, in Gedanken das Alphabet durchzugehen. Bei jedem Buchstaben sollten Sie sich fragen, ob dieser eventuell der Anfangsbuchstabe des gesuchten Wortes ist. Häufig sagt Ihnen Ihr Gefühl, welcher der richtige Buchstabe ist, und der Name fällt Ihnen wieder ein.

Was Sie selbst tun können!

Wenn Sie vergesslich sind und oft das Gefühl haben, dass das, was Sie erinnern wollen, Ihnen quasi auf der Zunge liegt, so könnten Sie verschiedene Strategien versuchen.

Den Abruf nach der Alphabetisierungsmethode können Sie leicht üben. Spielen Sie doch mal wieder Stadt / Land / Fluss und nehmen Sie dazu **AB 32** »Alphabetisieren mit Stadt – Landstrich – Fluss« (S. 157).

Phonetisches Vorgehen. Beim phonetischen Vorgehen sollen Sie versuchen, vergessene Wörter anhand ihres Wortklanges wiederzufinden. Im Gedächtnis ist nämlich nicht nur die Bedeutung des Wortes, sondern auch sein Klang gespeichert. Durch eine ähnliche Wortmelodie werden Sie dann an Ihr gesuchtes Wort erinnert. Gerade für ungewöhnliche Laute oder Fremdwörter bietet sich diese Methode an.

Kategorien bilden. Mit der Einordnung von Begriffen in Kategorien kann das spätere Abrufen erleichtert werden. Überlegen Sie z. B., was Sie alles für den Sommerurlaub einpacken müssen, erleichtert Ihnen eine inhaltliche Aufteilung in verschiedene Gebiete die Arbeit enorm. Gehen Sie zunächst durch, welche Kleidung und Schuhe Sie brauchen, danach alle Toilettenartikel, Papiere usw. Sie können auch die Kategorien so bilden, wie die Dinge in Ihren Zimmern zu Hause verteilt sind. Erst alles aus dem Kleiderschrank und aus dem Schlafzimmer, dann die Schuhe aus dem Flur, alles aus dem Bad usw.

Was Sie selbst tun können!

Kategorisierungen kennen vielleicht einige von Ihnen aus Ihrem Alltag. Probieren Sie es doch einmal mit einem eigenen Beispiel aus. Oder versuchen Sie es mit **AB 33** »Kategorien bilden« (S. 158) und kategorisieren Sie unsere Sommerferien-Packliste.

Episodisches Abrufen. Wenn Sie z. B. vergessen haben, um welche Uhrzeit Sie bei Freunden eingeladen sind, versuchen Sie, sich die Szene, in der Sie eingeladen wurden, genau in Erinnerung zu rufen. Wo war es, wann war es, wer war alles dabei, wie sah der Raum aus, wer saß wo, worum ging es noch in dem Gespräch usw.? Je detaillierter Sie sich die Episode vorstellen, desto leichter wird es Ihnen fallen, sich an Einzelheiten zu erinnern. Diese Methode kann man auch für Lernstoff anwenden. Wann und wo habe ich dies und das gelernt, von wem, wie sah die Situation aus …? In Gesprächen passiert es manchmal, dass man etwas sagen möchte, aber wenn der andere aufgehört hat zu sprechen, ist einem der Gedanke entfallen. Dann kann es helfen, sich noch einmal bewusst zu machen, worum es gerade ging. Es kann sein, dass der Gedanke wiederkommt.

Was Sie selbst tun können!
Das Gedächtnis ist etwas, was man genauso trainieren kann wie andere Fähigkeiten. Als Vergleichsbild können Sie sich die Oberarmmuskeln vorstellen. Wenn Sie als Armmuskeltraining Gewichte stemmen, verbessert sich die Muskelkraft des Oberarms. Ihre Beine jedoch bleiben völlig untrainiert. So kommt es, dass durch spezielle Übungen meist auch nur spezielle Funktionen geübt werden. Allerdings wird auch die Muskelkraft des Unterarms und der Schultermuskeln zunehmen, wenn der Oberarm trainiert wird. Bei Gedächtnisfunktionen ist eine Generalisierung nicht immer automatisch da. Ein unspezifisches Üben wird somit auch unspezifische Ergebnisse haben. Sie sollten also vor allem die Fähigkeit trainieren, bei der Sie hauptsächlich Probleme haben, auch wenn das am Anfang am wenigsten Spaß macht.

Manche Leute lieben Knobeln, Rätseln, Sudoku oder Gehirnjogging. Vielleicht finden Sie auch etwas, wodurch Sie genau Ihren Schwachpunkt trainieren können.

Beispielhaft finden Sie noch einige Übungen in den Arbeitsblättern **AB 34** bis **AB 36** (S. 159–162). Sie können aber jederzeit auch mit anderen Materialien trainieren.

Wenn Sie alle Übungen durchgeführt haben, können Sie gern mit anderen Materialien weiterüben. Wichtiger ist aber, dass Sie versuchen, die gelernten Strategien im Alltag einzusetzen. Es gibt jede Menge Möglichkeiten, hier Gelerntes in den Alltag zu übertragen und dort zu üben. Vielleicht liegt nicht immer auf der Hand, welche Strategie Sie bei welchem Alltagsproblem anwenden wollen, aber mit ein bisschen Überlegung fällt Ihnen bestimmt etwas ein. Wenn nicht, fragen Sie doch mal herum oder beobachten Sie, wie andere mit dieser Art von »Herausforderung« umgehen.

Vor allem das Stopp-Prinzip aus Abschnitt 3.1 sollten Sie als ADHS-Betroffener im Alltag beherzigen. Es ist an vielen Stellen einsetzbar und eignet sich besonders gut, die durch ADHS bedingten Einbußen zu kompensieren.

Und vergessen Sie nicht, alles, was als eine Schwäche angesehen werden kann, kann auch eine Stärke sein!

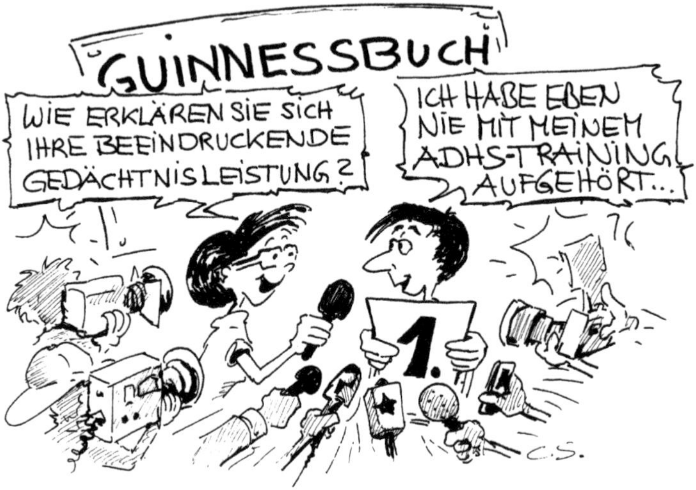
GUINNESSBUCH
WIE ERKLÄREN SIE SICH IHRE BEEINDRUCKENDE GEDÄCHTNISLEISTUNG?
ICH HABE EBEN NIE MIT MEINEM ADHS-TRAINING AUFGEHÖRT...
1.
C.S.

AB 30

Zahlenfolge merken

Gibt es eine bestimmte Zahl, die Sie sich merken möchten?

- Sie könnten versuchen, sie durch häufiges Wiederholen (a) auswendig zu lernen, z.B. in einem bestimmten Rhythmus oder in einer bestimmten Kombination.
- Sie könnten sich die Ziffern aber auch als eine vierstellige Zahl oder zwei zweistellige Zahlen merken (Organisieren, b).
- Oder Sie finden eine Erweiterung bzw. Eselbrücke zu den Zahlen (Elaborieren, c).

Welche Zahl oder Zahlenfolge wollen Sie sich merken?

....

Zu dieser Zahl, sehen die Strategien folgendermaßen aus:

(a) Wiederholen/Memorieren

(b) Organisieren Wie sieht die Zahl dann aus?

....

(c) Elaborieren Eselsbrücke:

....

....

AB 31

Einspeicherhilfen

Ich möchte versuchen, folgende Strategie einmal ganz bewusst auszuprobieren.

Bitte notieren Sie sich auch, wann Sie es ausprobieren wollen, und nach einiger Zeit, wie Sie es bewerten.

Einspeicherhilfe

(1) Diese Einspeicherhilfe probiere ich:

....

Ich setzte sie ein für / wann:

....

Bewertung (Ist die Strategie für Sie umsetzbar, bringt sie das gewünschte Ergebnis?):

....

(2) Diese Einspeicherhilfe probiere ich:

....

Ich setzte sie ein für / wann:

....

Bewertung (Ist die Strategie für Sie umsetzbar, bringt sie das gewünschte Ergebnis?):

....

(3) Diese Einspeicherhilfe probiere ich:

....

Ich setzte sie ein für / wann:

....

Bewertung (Ist die Strategie für Sie umsetzbar, bringt sie das gewünschte Ergebnis?):

....

AB 32

Alphabetisieren mit Stadt – Landstrich – Fluss

Finden Sie zu jedem aufgeführten Buchstaben eine entsprechende deutsche Stadt, einen deutschen Landstrich (z.B. Lüneburger Heide) und einen Fluss, der durch Deutschland fließt.

Nutzen Sie hierzu die Alphabetisierungsmethode!

Städte

(1) F ....
(2) K ....
(3) B ....
(4) H ....
(5) D ....
(6) R ....
(7) G ....
(8) M ....
(9) N ....
(10) S ....
(11) H ....
(12) M ....
(13) C ....
(14) W ....

Landstriche

(1) W ....
(2) Sch ....
(3) R ....
(4) H ....
(5) B ....
(6) H ....

Flüsse

(1) R ....
(2) M ....
(3) S ....
(4) E ....
(5) O ....
(6) E ....
(7) D ....
(8) W ....
(9) L ....
(10) N ....

AB 33

Kategorien bilden

Hier finden Sie eine Liste von Dingen, die Sie einpacken könnten, wenn Sie in den Urlaub fahren. Damit Sie besser packen können und nichts vergessen, ordnen Sie bitte folgende Utensilien in sinnvolle Kategorien.

Nagelschere – Unterhose – Schuhe – Sonnencreme – Reisepass – Pflaster – Bikini – Papier und Stifte – Zahnbürste – Auslandskrankenversicherungsschein – Hosen – Reiseführer – Socken – Sonnenbrille – Rasierer – Badelatschen – Kinderspielzeug – T-Shirts – Führerschein – Shorts – Medikamente – Adressbuch – Pullover – Regenjacke – Shampoo – Gesellschaftsspiele – Sonnenhut – Gummistiefel – Jacke – Unterhemden – Gürtel – Zahnpasta – Bücher – Hut – Buchungsbestätigung

Kategorie: ....

....

....

Kategorie: ....

....

....

Kategorie: ....

....

....

Kategorie: ....

....

....

AB 34

Weltreise

Bitte ordnen Sie jeder Sehenswürdigkeit die entsprechende Stadt zu und notieren Sie sie auf der dafür vorgesehenen Linie. Versuchen Sie zunächst, die Aufgaben aus dem Gedächtnis heraus zu lösen.

Zur Hilfe sind die Städte unten aber auch noch einmal aufgelistet.

Eiffelturm ……………………………………………………

Hagia Sophia ……………………………………………………

Petersdom ……………………………………………………

Big Ben ……………………………………………………

Brandenburger Tor ……………………………………………………

Prado ……………………………………………………

Holstentor ……………………………………………………

Rialtobrücke ……………………………………………………

Empire State Building ……………………………………………………

Golden Gate Bridge ……………………………………………………

Akropolis ……………………………………………………

Schloss Sanssouci ……………………………………………………

Paulskirche ……………………………………………………

Walk of Fame ……………………………………………………

San Francisco – Potsdam – Paris – London – Rom – Athen – Berlin – Madrid – Istanbul – Los Angeles – Lübeck – Venedig – New York – Frankfurt

Welche Strategie haben Sie genutzt?

……………………………………………………………………………

AB 35

Deutschlandtour

Deutschland ist in 16 Bundesländer eingeteilt. Welche sind das? Zur Hilfe sind die Anfangsbuchstaben schon abgedruckt. Denken Sie auch an die Stadtstaaten!

(1) N ....

(2) B ....

(3) H ....

(4) S .... - H ....

(5) M .... - V ....

(6) B ....

(7) B ....

(8) S .... - A ....

(9) S ....

(10) T ....

(11) H ....

(12) N .... - W ....

(13) R .... - P ....

(14) S ....

(15) B .... - W ....

(16) B ....

Wiedererkennen

Welches Element passt nicht zu den anderen?

Finden Sie jeweils das Element, das nicht zu den anderen passt, also nicht in die jeweilige Kategorie gehört (es können auch zwei sein).

Beispiel:

Bundeskanzler
Kohl – Brandt – Schmidt – ~~Honecker~~ – Erhard – Schröder – Merkel

Automarken
Toyota – Mercedes Benz – Honda – Ferrari – Mazda – Opel – Golf – Ford – Audi – BMW – Skoda – Kadett

Klassische Komponisten
Mozart – Schubert – Strauß – Chopin – Grönemeyer – Schumann – Beethoven – Bach – Bohlen – Grieg

Bands
Coldplay – Silbermond – Jonas Kaufmann – Die Ärzte – Green Day – Lady Gaga – Linkin Park – Metallica – Beatles

Hauptstädte
Moskau – Sydney – Tokio – Stockholm – Algier – Wellington – Paris – Lissabon – Athen – Peking – Neu Delhi – Caracas – London – Nairobi – Washington – Bonn – Lima – Madrid – Helsinki – Kairo – Reykjavik

Wiedererkennen

US-Bundesstaaten

Kalifornien – Washington – Hawaii – Montana – Wisconsin – Kanada – Mississippi – Oklahoma – Nevada – Indiana – New York – Colorado – Arizona – Florida – Kentucky – Los Angeles – New Jersey – Ohio – Utah

Städte in Großbritannien

Sydney – London – Oxford – Dover – Dublin – Liverpool – Cardiff – Warwick – Calais – Bristol – Edinburgh

Fußballvereine

Borussia Dortmund – Mainz 05 – Frankfurt Lions – Werder Bremen – 1. FC Köln – Bayer Leverkusen – Alemannia Aachen – THW Kiel – Eintracht Frankfurt – FC Bayern München – Schalke 04 – TSG Hoffenheim

3.6 Achtsamer werden

Die Achtsamkeit wird in immer mehr Lebensbereichen gewinnbringend angewandt. Viele Menschen sind begeistert über den beruhigenden und bewussteren Effekt, der sich dadurch im Leben einstellen kann. Allerdings gilt auch bei der Achtsamkeit, dass sie nicht zu jeder Person passt. Für mache ist es extrem hilfreich, andere kommen gar nicht damit zurecht. Sie müssen also ausprobieren, zu welcher Gruppe von Menschen Sie gehören.

Definition

»**Achtsamkeit** bedeutet, sich dem unmittelbaren Augenblick mit einer nicht wertenden annehmenden Haltung zuzuwenden – dem, was wir gerade tun, ohne in Grübeleien, Erinnerungen oder Zukunftsplänen gefangen zu sein. Man ist einverstanden mit dem, was gerade ist – unabhängig davon, ob eine Situation gerade angenehm oder unangenehm ist« (Schug, 2016, S. 9).

Achtsamkeit ist eine Methode, um aus dem Automatikbetrieb des Lebens auszubrechen. Vieles läuft im Alltag ohne viel Bewusstheit ab. Das Autofahren ist ein gutes Beispiel. Bei Fahrten auf gewohnten Strecken kann es passieren, dass man so in seinen Gedanken gefangen ist, dass man die Umgebung kaum wahrnimmt, seine Handlungen nicht erinnert und am Ende der Fahrt nicht mehr genau weiß, wie man eigentlich dorthin gekommen ist. Wenn einem dies passiert, war man im Automatikbetrieb. Achtsamer zu werden heißt, die Momente bewusster zu erleben, zu sehen, zu fühlen – also in echtem Kontakt mit sich und der Umgebung zu sein.

Das Ziel der Achtsamkeit ist es, einen inneren Beobachter-Modus einzuüben, der wie von oben herab registriert, was wir denken, was wir fühlen und wie der Körper reagiert. Durch den Abstand entsteht eine Kontrollmöglichkeit. Dabei sollte das genaue

Wahrnehmen z. B. mit den fünf Sinnen, das genaue Beschreiben und Benennen des Erlebten mit den Aspekten Denken, Fühlen und Körperempfindungen sowie das Teilnehmen (Handeln und Erleben in Übereinstimmung zu bringen) geübt werden.

Durch bewertungsfreies Wahrnehmen kann der Akzeptanzprozess bestärkt werden. Man kann lernen, dass man einen Gedanken hat, aber nicht der Gedanke ist, dass man ein Gefühl hat, aber nicht das Gefühl ist usw.

Der Prozess der Achtsamkeit ist dann wie folgt:

- Ein Gefühl / Gedanke wird anerkannt als das, was es / er ist.
- Es / Er wird benannt.
- Es / Er wird respektiert und zugelassen, dass es / er so lange da ist, bis es / er von selbst vergeht,
- während man selbst mit freundlicher Aufmerksamkeit beobachtet, wie sich das Gefühl / der Gedanke auf den Körper auswirkt.

Was Sie selbst tun können!

Leider kann man sich Achtsamkeit nicht anlesen. Der Effekt kann sich nur entfalten, wenn regelmäßig geübt wird. Das ist allein schwierig, holen Sie sich Hilfe dazu. Sie könnten etwa einen Kurs dazu besuchen, eine CD kaufen, die Übungen streamen oder sich eine App installieren. Versuchen Sie verschiedene Hörproben, denn es ist sehr individuell, welche Stimme man mag und was bei den Übungen gefällt.

Viele Krankenkassen bieten kostenlose Achtsamkeits- und Meditations-Apps an. Schauen Sie doch mal auf der Homepage Ihrer Krankenkasse. Besser noch wäre ein Kurs in Ihrer Nähe. Manchmal werden solche Kurse auch in Sportvereinen, den Volkshochschulen oder von einem sonstigen Anbieter angeboten. Zum selbstständigen Üben kann dann trotzdem noch eine CD, App oder Ähnliches benutzt werden.

Hier finden Sie einige einleitende Übungen, die Sie zu Hause einmal ausprobieren können. Dabei geht es zunächst darum, die Vorbereitungen zu treffen, bewusster wahrzunehmen und zu benennen (**AB 37** »Achtsamkeitsübungen vorbereiten und achtsam atmen« und **AB 38** »Achtsam mit den fünf Sinnen«, S. 165–168).

AB 37

Achtsamkeitsübungen vorbereiten und achtsam atmen

Nehmen Sie zunächst eine achtsame Grundhaltung ein. Dazu eignet sich besonders der sogenannte *Droschkenkutschersitz*.

Setzen Sie sich dazu aufrecht auf einen Stuhl. Die Knie sollten wenn möglich in einem 45°-Winkel stehen, die Beine leicht auseinander gestellt, sodass sie sich nicht berühren. Die Fußsohlen stehen flach auf dem Boden. Rutschen Sie mit dem Po bis hinten an die Lehne. Der Rücken sollte möglichst aufrecht sein und leicht schwingen können und das Gewicht selbst tragen (also nicht in die Lehne hängen). Die Hände legen Sie offen auf den Oberschenkeln ab.

Stellen Sie sich einen Timer auf 45 Sekunden. Wenn Sie etwas geübter sind, dürfen Sie diesen Zeitraum gerne ausweiten.

Wenn möglich schließen Sie nun die Augen. Falls Sie das nicht möchten, fixieren Sie einen Punkt vor sich auf dem Boden.

Konzentrieren Sie sich dann auf Ihre Atmung.

Bemerken Sie, wie der Atem ganz von selbst in die Nase einströmt und später wieder hinausströmt.

Wenn Sie gedanklich abschweifen, bemerken Sie dies und kommen dann mit der Aufmerksamkeit zurück zum Atem. Lassen Sie den Gedanken ziehen wie eine Wolke am Himmel.

Spüren Sie in sich hinein, vielleicht spüren Sie sogar den Schlag Ihres Herzens. Wenn Sie diesen wahrnehmen können, versuchen Sie, Ihre Atmung an den Herzschlag anzupassen.

Atmen Sie vier Schläge lang ein und vier Schläge lang aus.

Achtsam mit den fünf Sinnen

Schritt 1: Wahrnehmen
In dieser Übung geht es darum, jeden Sinneskanal einzeln zu fokussieren: Sehen, Hören, Fühlen, Riechen und Schmecken. Sie können auch nur einzelne Sinneskanäle üben, wenn Ihnen die gesamte Übung zu lang ist.

Stellen Sie sich einen Timer zunächst auf jeweils 45 Sekunden. Wenn Sie sich an die Übung gewöhnt haben, steigern Sie die Zeitdauer für jeden Sinn.

Bringen Sie sich in eine angenehme, aber aufrechte Körperhaltung.

- Atmen Sie einige Male tief ein und entspannen Sie den Körper.
- Zunächst einmal achten Sie einige Zeit lang auf Ihren Atem. Spüren Sie, wie er regelmäßig von selbst ein- und ausströmt.

(1) Fokussieren Sie auf das **Sehen**. Suchen Sie sich ein Blickfeld etwa in der Größe eines DIN-A4-Blattes aus. Darin schauen Sie achtsam alles an.
   - Sobald Sie bemerken, dass Sie mit Ihren Gedanken nicht mehr beim Sehen sind, bringen Sie sich wieder achtsam dahin zurück.

(2) Kommen Sie nun zum nächsten Sinn, dem **Hören**. Welche Geräusche nehmen Sie wahr?
   Bleiben Sie dabei, was hören Sie, was kommt von außerhalb des Gebäudes?
   - Wenn Sie mögen, schließen Sie nun die Augen.
   - Sobald Sie bemerken, dass Sie mit Ihren Gedanken nicht mehr beim Hören sind, bringen Sie sich wieder achtsam dahin zurück.

Achtsam mit den fünf Sinnen

(3) Verlagern Sie sich nun auf das **Fühlen**, die Wahrnehmung Ihres Körpers. Bemerken Sie etwa, wie die Füße auf dem Boden stehen, welche Stellen Ihres Körpers den Stuhl berühren. Wie Ihre Kleidung an Ihrem Körper liegt.
  - Sobald Sie bemerken, dass Sie mit Ihren Gedanken nicht mehr beim Fühlen sind, bringen Sie sich wieder achtsam dahin zurück.

(4) Verlagern Sie nun Ihre Konzentration auf das **Riechen**. Welche Gerüche nehmen Sie wahr?

(5) Verlagern Sie nun Ihren Fokus auf den **Geschmackssinn**. Welche Aromen haben Sie im Mund oder auf den Lippen?

Kehren Sie nun zu Ihrem Atem zurück und beobachten Sie noch einen Moment, wie er gleichmäßig ein- und ausströmt. Öffnen Sie dann die Augen und kommen Sie zurück ins Hier und Jetzt.

Rosinen-Übung

Eine **Variation** dieser Übung ist die Rosinen-Übung.

Nehmen Sie dazu eine Rosine auf die Hand, sehen Sie sie genau an, ertasten Sie ihre Form und Konsistenz, riechen Sie an ihr. Zum Schluss nehmen Sie sie in den Mund. Zerkauen Sie sich jedoch nicht, versuchen Sie auch hier langsam und bewusst wahrzunehmen, was passiert. Wie fühlt sich die Rosine an, breitet sich Geschmack aus? Fangen Sie dann an langsam an zu kauen. Was passiert? Wie verändern sich Geschmack und Konsistenz? Nach dem Schlucken spüren Sie noch einmal nach. Was passiert? Wie ist das mit dem Geschmack?

Achtsam mit den fünf Sinnen

Schritt 2: Wahrnehmen und beschreiben
Gehen Sie die oben beschriebene Übung durch, aber statt einfach nur wahrzunehmen, versuchen Sie, Ihre Wahrnehmungen **in Worte zu fassen**. Also alles genau zu benennen und zu beschreiben.

Versuchen Sie, dabei auf Neutralität zu achten. Bewertungen sollen nicht hineinkommen, nur Beschreibungen.

Vielleicht finden Sie eine zweite Person, die mit Ihnen folgende **Beschreibungs-Übung** macht:

Nehmen Sie sich etwas Zeit. Suchen Sie sich einen Gegenstand aus und beschreiben Sie ihn möglichst genau einer anderen Person. Diese zweite Person soll den Gegenstand nicht sehen, sondern ihn nach Ihren Schilderungen vor dem inneren Auge entstehen lassen. Am besten geht dies, wenn die Augen geschlossen sind. Vergleichen Sie hinterher Ihre Eindrücke und ob die Beschreibung so genau war, dass der andere den Gegenstand erkannt hat und ihn sich auch in einer ähnlichen Größe und Farbe vorgestellt hat.

3.7 Prokrastination vermeiden

Unter Prokrastination verstehen wir das Aufschieben von Aufgaben bis zum letzten Drücker (oder darüber hinaus). Viele Menschen mit ADHS berichten von diesem Problem. Allerdings ist Prokrastination kein Symptom der ADHS und natürlich kommt es auch bei vielen Menschen vor, die nicht unter ADHS leiden. Es gibt Studien, die finden irgendeine Form der Prokrastination bei bis zu 70 % der Bevölkerung. Problematisch wird die Aufschieberitis bei Menschen, die unter ADHS leiden, aber insbesondere deswegen, weil ja ein Symptom von ADHS die Abneigung gegen länger andauernde geistige Beschäftigung ist. Von ADHS betroffene Menschen haben daher eine erhöhte Anfälligkeit für das Aufschieben besonders von solchen geistig anstrengenden Aufgaben. Außerdem ist es ja ein typisches Phänomen beim Aufschieben, dass man sich sehr gerne und sehr leicht von anderen Dingen ablenken lässt, was natürlich noch schneller passiert, wenn man als ADHS-Betroffener sowieso leicht ablenkbar ist. Insgesamt erleben die von ADHS Betroffenen nicht nur häufig das Aufschieben als eine besondere Belastung in ihrem Leben, es führt auch häufiger zu Problemen bei der Arbeit oder erhöht die Depressivität.

In Abbildung 6 haben wir den Zusammenhang zwischen ADHS und Aufschiebeverhalten mal zusammengefasst. Sie können sehr schön erkennen, wie das typische Problem des Widerwillens gegen anstrengende geistige Tätigkeiten entweder zur vollständigen Vermeidung oder aber der Ausführung anderer, weniger anstrengender Tätigkeiten führt und wie beide problematischen Verhaltensweisen zwar zu kurzfristiger Erleichterung aber, weil ja die zu erledigenden Aufgaben nicht erfüllt werden, zu ernsthaften langfristigen Problemen führen

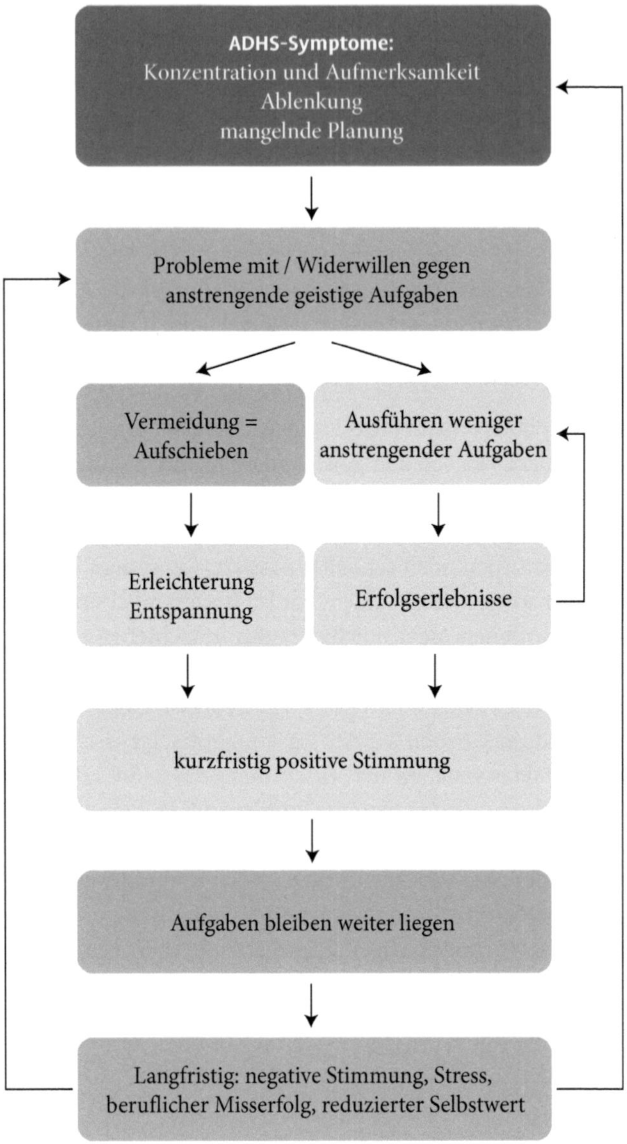

Abbildung 6 Zusammenhang zwischen ADHS und Aufschiebeverhalten

Was Sie selbst tun können!

Auch wenn man meistens weiß, dass man das Problem der Prokrastination hat, ist es sinnvoll, noch einmal genau hinzuschauen und das Ausmaß zu protokollieren. Dabei stellt man häufig erstaunt fest, wie oft Aufschieben wirklich auftritt und wie viel Zeit es einen kostet. **AB 39** »Aufschiebeverhalten identifizieren« (S. 175) kommt Ihnen sicher bekannt vor, wenn Sie sich schon mit Abschnitt 3.3 zum Zeitmanagement beschäftigt haben. Nun haben wir das Arbeitsblatt aber um eine Spalte ergänzt, in der Sie eintragen, wie Ihre ursprüngliche Planung (die Sie bereits erledigt haben) aussah. Sie können damit dann gut erkennen, wie häufig Prokrastination auftritt und ob Ihr Problem eher darin besteht, dass Sie nicht pünktlich anfangen oder dass Sie, nachdem Sie angefangen haben, sich immer wieder ablenken lassen.

Wie Sie vielleicht beim Bearbeiten von AB 39 gesehen haben, kann es in verschiedenen Phasen der Aufgabenbearbeitung zu Problemen kommen. Wenn man herausfinden möchte, worin das größte Problem beim Aufschiebeverhalten steckt, sollte man sich die Phasen einzeln und sorgsam anschauen.

Phase der Absicht. Bevor wir etwas erledigen, haben wir natürlich erst einmal die Absicht entwickelt, etwas zu tun. In dieser Phase kann das Problem entstehen, dass wir uns zu viel vorgenommen haben. Wenn wir hier also unrealistische Absichten entwickeln, kann das zwar zunächst zu sehr positiven Gefühlen führen, weil wir uns vorstellen, wie großartig wir uns fühlen werden, wenn wir heute z. B. die gesamte Ablage der letzten zwölf Monate sortiert und abgeheftet haben. Wenn wir uns aber schon in dieser Phase unrealistische Ziele gesetzt haben, werden wir später vor einem riesigen Berg stehen und es wird richtig schwer, den ersten Schritt zu tun.

Phase der Planung. Sinnvoller Weise planen wir eine Aktivität, bevor wir sie durchführen. Aber auch hier kann es zu Problemen kommen. Wenn unsere Ziele unrealistisch groß sind (s. oben), kann es sich schon unangenehm anfühlen, überhaupt mit der Planung zu beginnen. Auf der anderen Seite kann die Planung selbst auch dazu führen, dass wir uns unwohl fühlen, weil wir merken, dass die Durchführung der Aufgabe sehr viel Anstrengung kostet. Oder aber, wir planen nicht richtig und kommen dann in Zeitdruck, was ebenfalls die Wahrscheinlichkeit erhöht, dass wir die Aufgabe vermeiden.

Phase der Durchführung. Häufig wird diese Phase gar nicht erreicht, weil man die Aufgabe ja vermeidet oder sich einer anderen Aufgabe zuwendet. Aber selbst, wenn man tatsächlich mit der Durchführung begonnen haben sollte, kann das Aufschieben natürlich noch darin bestehen, dass man sich sofort wieder ablenken lässt oder einer anderen Aufgabe zuwendet.

Versuchen Sie einmal, Situationen zu erinnern, in denen Sie eine Aufgabe aufgeschoben haben, und solche, in denen es Ihnen gelungen ist, das Vorgenommene wirklich auch in der geplanten Zeit durchzuführen. Worin unterschieden sich die beiden Situationen? Schauen Sie sich dafür genau die beiden ersten Phasen an. Waren es die Absichten, in denen sich die Situationen unterschieden haben, oder war es die Planung? Was können Sie daraus lernen, wenn es darum geht, eine zukünftige Aufgabe durchzuführen? Wichtig ist auch, ob Sie die Aufgabe wirklich angefangen haben? Und wenn nicht, warum?

Was Sie selbst tun können!

Wenn Sie Probleme haben, eine Aufgabe realistisch zu planen, dann sollten Sie versuchen, Ihre Planung genauer vorzunehmen. **AB 40** »Hilfe beim Planen« (S. 176) hilft Ihnen dabei. Dabei ist es zunächst wichtig, die Tätigkeit genau zu planen und sich auch Gedanken zu machen, woran Sie eigentlich festmachen, dass Sie die Aufgabe erledigt haben. Was ist Ihr Erfolgskriterium? Zur Planung gehört auch, Zeiten festzulegen und für ein ablenkungsfreies Arbeitsumfeld zu sorgen. Wichtig für eine gute Planung ist aber auch, die Tätigkeit in realistische Einzelschritte aufzuteilen und diese nacheinander abzuarbeiten. Sehen Sie das Abarbeiten eines Arbeitsschrittes als einen Erfolg und vermeiden Sie es gleichzeitig, einen solchen Teilschritt als Anlass zu nehmen, die Tätigkeit länger als für eine eingeplante Ruhepause zu unterbrechen! Da können natürlich kleine Prokrastinations-Teufel lauern, die Sie von der Arbeit abbringen wollen! Vielen Menschen hilft es auch, wenn sie sich selbst belohnen und vorher schon überlegen, was für eine Belohnung sie sich gönnen werden, wenn sie sich an ihr Versprechen an sich selbst wirklich gehalten haben. Denken Sie aber auch daran, dass alleine die Tatsache, dass Sie eine eigentlich unangenehme und anstrengende Tätigkeit erledigt haben, eine große Belohnung darstellt!

Auch wenn eine gute Planung ein wichtiger Aspekt bei der Reduzierung des Aufschiebens ist, besteht erfahrungsgemäß das größte Problem bei der Prokrastination beim Beginnen einer Tätigkeit. Natürlich müssen Ziele und Planungen der Aufgabe angemessen sein, aber der wichtigste Punkt ist, dass wir dann auch damit anfangen. Zentrale Strategien zur Vermeidung des Aufschiebens setzen daher hier an.

Was Sie selbst tun können!
Es hat sich gezeigt, dass wir Tätigkeiten und Aufgaben leichter beginnen, wenn wir den Beginn und die Dauer genau planen. Außerdem beginnen wir auch dann eher mit etwas, wenn wir uns verbindlich dazu verpflichtet haben. Benutzen Sie **AB 41** »Hilfe beim Beginnen« (S. 178), um eine Tätigkeit für den bevorstehenden Tag, die Sie nicht aufschieben möchten, zu planen und sich selbst gegenüber verbindlich zu versprechen, dass Sie sich an den Plan halten. Dabei helfen Ihnen nicht nur eine genaue Zeitplanung, sondern auch ein motivierender Satz, ein festes Ritual (z. B. noch einen Kaffee trinken oder den Bleistift spitzen) und eine große Selbstdisziplin beim Einhalten der selbstgesetzten Ziele. Und auch wenn man den Beginn einer Tätigkeit plant, ist es hilfreich, sich schon einmal Gedanken über eine Belohnung zu machen, die man sich selbst zukommen lässt.

Wenn wir alle Aspekte noch mal zusammenfassen, dann können wir folgende Liste erstellen, die alle hilfreichen Schritte enthält, die

Sie bedenken sollten, wenn Sie versuchen, das Aufschieben wichtiger Aufgaben zu vermeiden:

- Nehmen Sie sich vor, nur *eine* Aufgabe zu bearbeiten, die Sie immer vor sich herschieben.
- Zerlegen Sie die Aufgabe in möglichst viele kleine und konkrete Schritte, die Sie nacheinander bearbeiten können.
- Legen Sie realistisch fest, mit wie vielen Teilschritten Sie beginnen möchten.
- Legen Sie einen Zeitpunkt fest, an dem Sie mit der Aufgabe beginnen.
- Bestimmen Sie realistisch die Zeitspanne, die Sie für die geplanten Teilschritte aufbringen wollen und können.
- Legen Sie einen Ort fest, an dem Sie die Aufgabe bearbeiten, und sorgen Sie dafür, dass dieser Ort möglichst wenige Ablenkungen bereithält.
- Überlegen Sie sich eine kleine Belohnung für das Einhalten Ihres Plans.
- Sorgen Sie dafür, dass Sie an das Aufnehmen der Tätigkeit erinnert werden (Wecker, Handy, Partner).
- Fangen Sie zur eingeplanten Zeit wirklich an.
- Beenden Sie die Tätigkeit zur geplanten Zeit.
- Schauen Sie sich hinterher an, wie es gelaufen ist, und bewerten Sie, was gut und was schlecht geklappt hat.
- Belohnen Sie sich, auch wenn Sie nur einen kleinen Schritt geschafft haben.

AB 39

Aufschiebeverhalten identifizieren

Bitte tragen Sie in die folgende Tabelle alle Tätigkeiten ein, die Sie im Laufe eines Tages erledigen. Wichtig sind auch die ungefähren Zeitangaben, schauen Sie deshalb bitte möglichst auf die Uhr. Schätzungen allein sind zu ungenau!

Anfangszeit	**Endzeit**	**Tätigkeit**	**Dauer**	**Wie geplant**	
				begonnen	**beendet**

Hilfe beim Planen

Datum: ....

Tätigkeit, die ich planen möchte:

....

Daran erkenne ich, dass ich die Tätigkeit erfolgreich abgeschlossen habe:

....

Ich beginne mit der Tätigkeit am .... um ....:........ Uhr.

Ich werde bis ....:........ Uhr daran arbeiten und .... Pausen von .... Minuten machen.

Ich werde meinen Arbeitsplatz optimal vorbereiten, indem ich …

....

Das wird mir helfen, mit der Arbeit anzufangen:

....

Das wird mir helfen, am Ball zu bleiben:

....

Hilfe beim Planen

Ich werde folgende Teilschritte bearbeiten (bitte möglichst exakte Teilschritte planen aber nur so viele wie nötig und realistisch zu schaffen sind):

Teilschritt	Beginn	Ende	Pause von bis
(1)	....	....	....
(2)	....	....	....
(3)	....	....	....
(4)	....	....	....
(5)	....	....	....

Damit belohne ich mich, wenn ich es geschafft habe:

....

Ich verspreche mir selbst, mich an den Plan zu halten:

....

....
Datum und Unterschrift

AB 41

Hilfe beim Beginnen

(1) Das werde ich heute tun:

....

(2) Dann werde ich beginnen: ......:...... Uhr

(3) So lange werde ich arbeiten: .... Minuten

(4) Damit erinnere ich mich an das pünktliche Beginnen:

....

(5) Mit diesem Satz motiviere ich mich, pünktlich zu beginnen:

....

....

....

(6) Mit diesem Ritual leite ich meine Tätigkeit ein:

....

(7) Ich werde mindestens ...... Minuten bei der Sache bleiben, bevor ich eine Pause mache.

(8) Damit belohne ich mich, wenn ich mein Versprechen an mich selbst gehalten habe:

....

Ich verspreche mir selbst, mich an den Plan zu halten:

....

Datum und Unterschrift

Anhang

Fragebogen »ADHS-Selbstratingverfahren – Screener«

Glossar

Lösungen

Verzeichnis der Arbeitsblätter

Literatur zum Nachlesen

Hinweisen zu den Online-Materialien

Sachwortverzeichnis

Fragebogen

ADHS-Selbstratingverfahren – Screener

Bitte beantworten Sie folgende Fragen, indem Sie sich selbst auf der rechts dargestellten Skala einschätzen. Zur Beantwortung der Fragen umkreisen Sie bitte die Nummer, die am besten beschreibt, wie Sie sich in den letzten 6 Monaten gefühlt und verhalten haben.

	nie	selten	manchmal	oft	sehr oft
(1) Wie oft haben Sie Schwierigkeiten, die letzten Einzelheiten eines Projekts zu erledigen, wenn die schwierigen Teile bereits abgeschlossen sind?	0	1	2	3	4
(2) Wie oft haben Sie Schwierigkeiten, Dinge zu bearbeiten, wenn Ihre Aufgabe Organisationstalent erfordert?	0	1	2	3	4
(3) Wie oft haben Sie Probleme, sich an Termine oder Verpflichtungen zu erinnern?	0	1	2	3	4
(4) Wenn Sie eine Aufgabe haben, über die Sie viel nachdenken müssen, wie oft vermeiden Sie diese dann oder verzögern es, mit ihr zu beginnen?	0	1	2	3	4
(5) Wie oft zappeln Sie mit Ihren Händen oder Füßen, wenn Sie längere Zeit sitzen müssen?	0	1	2	3	4
(6) Wie oft fühlen Sie sich übermäßig aktiv und gezwungen, Dinge zu tun, als würden Sie von einem Motor angetrieben?	0	1	2	3	4

Glossar

Amphetamine. Synthetische → Stimulanzien, die die Freisetzung von Dopamin und Noradrenalin im Gehirn erhöhen. Sie wirken anregend auf das zentrale Nervensystem und können die Aufmerksamkeit, die Konzentration oder auch die körperliche Leistungsfähigkeit verbessern. Da der Missbrauch von Amphetaminen unerwünschte Nebenwirkungen wie z. B. Schlafstörungen, Angst, Herzproblemen oder Abhängigkeit haben kann, sollten sie immer nur unter ärztlicher Aufsicht und nach sorgfältiger Überwachung eingenommen werden.

Atomoxetin. Wirkstoff gegen ADHS-Symptome, Handelsname u. a. Strattera®, Agakalin®, Atomoxe®, der seine Wirksamkeit über die Wiederaufnahmehemmung des Botenstoffes → Noradrenalin entfaltet. Es handelt sich um ein sogenanntes »Spiegelmedikament« und muss für einige Zeit genommen werden, damit die Wirksamkeit einsetzen kann.

Dialektisch-Behaviorale Therapie. Therapieansatz, der von Marsha Linehan für die Behandlung der Borderline-Persönlichkeitsstörung entwickelt wurde. Zu verhaltenstherapeutischen Methoden kommen das Training von spezifischen Fertigkeiten, körperorientierte Übungen und Übungen aus dem Zen-Buddhismus.

Dopamin. Dopamin ist ein wichtiger Botenstoff für die Signalweiterleitung im Gehirn (→ Neurotransmitter). Es ist ein Neurotransmitter, der eine maßgebliche Rolle bei der Aufmerksamkeit, der Verhaltenssteuerung und im sogenannten »Belohnungssystem« des Gehirns spielt.

Doppelblindstudien. Dieser Begriff stammt aus der Arzneimittelforschung und beschreibt das typische Vorgehen bei einer Medikamentenstudie, bei der weder der Patient oder Studienteilnehmer noch die Untersucherin (z. B. die Ärztin) wissen, ob der Wirkstoff oder ein gleich aussehendes Präparat ohne Wirkstoff (Placebo, → Placebo-kontrolliert) gegeben wird.

DSM-5. »Diagnostisches und Statistisches Manual psychischer Störungen« (DSM), von der amerikanischen Psychiater-Vereinigung (APA, American Psychiatric Association) herausgegebenes Standardwerk, in dem die psychiatrischen Erkrankungen aufgeführt und diagnostische Merkmale beschrieben sind. Es wird international in wissenschaftlichen Studien zu psychischen Krankheiten verwendet, damit Einigkeit darüber besteht, was man unter einer bestimmten Diagnose versteht. Aktuell wird die 5. Auflage genutzt, weswegen es auch als DSM-5 bezeichnet wird.

Facharzt / Fachärztin für Psychiatrie und Psychotherapie. Person, die sowohl ein Medizinstudium als auch die Weiterbildung zum Facharzt / zur Fachärztin abgeschlossen hat. Damit hat er / sie die Berechtigung zur Eröffnung einer eigenen psychiatrischen und / oder psychotherapeutischen Praxis erworben.

Heritabilität. Maß für die Erblichkeit von Merkmalen oder Eigenschaften, bei deren sichtbarer Ausprägung sowohl die Gene als auch Umwelteinflüsse eine Rolle spielen. Die Heritabilität sagt aus, welchen Anteil die Erbfaktoren an dem Merkmal bzw. der jeweiligen Erkrankung haben.

ICD-10 / 11. »International Classification of Diseases« (ICD), von der Weltgesundheitsorganisation (WHO) herausgegebenes Werk, in dem alle bekannten körperlichen und psychischen Probleme und Krankheiten aufgeführt und genau beschrieben sind. Es wird im deutschen Gesundheitssystem als Abrechnungs- und Kommunikationssystem benutzt. Aktuell wird noch die 10. Auflage genutzt, weswegen es auch als ICD-10 bezeichnet wird. Die 11. Auflage ist fertiggestellt und wird in den kommenden Jahren als offizielle Version eingeführt.

Konkordanzrate. Dieser Begriff stammt aus der Zwillingsforschung und beschreibt die Häufigkeit, mit der ein Merkmal bei mehreren Verwandten auftritt. Üblicherweise wird es in → Zwillingsstudien verwendet und beschreibt dann, wie häufig der zweite Zwilling Merkmale oder eine Erkrankung, die der erste hat, auch aufweist.

Kontraindikation. Kontraindikation bedeutet Gegenanzeige. Sie beschreibt den Umstand, der die Anwendung eines bestimmten diagnostischen oder therapeutischen Mittels einschränkt oder ausschließt. Beispielsweise gibt es körperliche Beeinträchtigungen, die die Verschreibung mancher Medikamente einschränken, da der mögliche Schaden den Nutzen übersteigt.

Lisdexamfetamin. Lisdexamfetamin ist ein Medikament aus der Gruppe der → Stimulanzien, das zur Behandlung von ADHS eingesetzt wird. Wie alle Stimulanzien wirkt die Substanz sich insbesondere auf die Aktivität der Botenstoffe (→ Neurotransmitter) → Dopamin und → Noradrenalin aus, wobei sie deren Aktivität im zentralen Nervensystem erhöht und dadurch sowohl eine positive Wirkung auf die Hyperaktivität, die Aufmerksamkeitsstörung als auch die Impulsivität entfaltet.

Methylphenidat. Methylphenidat ist ein Medikament aus der Gruppe der → Stimulanzien, das zur Behandlung von ADHS eingesetzt wird. Wie alle Stimulanzien wirkt die Substanz sich insbesondere auf die Aktivität der Botenstoffe (→ Neurotransmitter) → Dopamin und → Noradrenalin aus, wobei sie deren Aktivität im zentralen Nervensystem erhöht und dadurch sowohl eine positive Wirkung auf die Hyperaktivität, die Aufmerksamkeitsstörung als auch die Impulsivität entfaltet.

Neurotransmitter. Neurotransmitter sind körpereigene, biochemische Botenstoffe, die den Informationsfluss zwischen zwei Nervenzellen übertragen. Die ankommenden elektrischen Signale einer Nervenzelle lösen an der Kontaktstelle (Synapse) die Ausschüttung des chemischen Botenstoffes aus. Diese Botenstoffe lösen dann wiederum an der nächsten Nervenzelle einen Vorgang aus, der den elektrischen Impuls durch diese Nervenzelle weiterleitet.

Noradrenalin. Das Noradrenalin ist einerseits ein Botenstoff im Gehirn, also ein Neurotransmitter, der zur Signalweiterleitung zwischen zwei Nervenzellen dient, andererseits hat es auch auf den Körper, vor allem im Herz-Kreislauf-System, Auswirkungen.

Normalverteilung. Die Normalverteilung wird auch Gauß-Verteilung, Gaußsche Glockenkurve oder schlicht Glockenkurve genannt. Sie beschreibt eine stetige Wahrscheinlichkeitsverteilung. Viele Merkmale des Menschen folgen in der Häufigkeit ihres Auftretens dieser Verteilung.

Placebo-kontrolliert. Dieser Begriff aus der Arzneimittelforschung beschreibt den Umstand, wenn in einer Studie zur Wirksamkeit eines Medikaments ein Teil der Versuchsteilnehmenden den Wirkstoff bekommt und die anderen Teilnehmenden einen gleich aussehenden Trägerstoff bekommen, der jedoch keinen Wirkstoff enthält. Placebo-kontrollierte Studien werden in der Regel als → Doppelblindstudien durchgeführt.

Polygenetische Vererbung. Genetische Vererbung bezeichnet die direkte Übertragung der Eigenschaften von Lebewesen auf ihre Nachkommen. Dabei sind die Gene die Träger der zu vererbenden Eigenschaften. Ist an der Bildung einer Eigenschaft mehr als nur ein Gen beteiligt, so nennt man dies poly- (für viel) genetisch. Die meisten psychischen Erkrankungen werden polygenetisch vererbt, während die klassischen Erbkrankheiten monogenetisch, also unter Beteiligung nur eines Gens vererbt werden.

Präfrontaler Kortex. Der Ausdruck »präfrontaler Kortex« bezeichnet den vordersten Teil der Großhirnrinde, der sich direkt hinter der Stirn befindet, weswegen man manchmal auch von »Stirnhirn« spricht. Dieser Teil des Gehirns ist beim Menschen im Gegensatz zu anderen Spezies besonders gut entwickelt und hat vielfältige Aufgaben, unter anderem im Bereich von Aufmerksamkeit, Gedächtnis, Problemlösen oder der Impulssteuerung. Ein wichtiger Botenstoff im präfrontalen Kortex ist → Dopamin.

Prokrastination. Prokrastination beschreibt ein Aufschiebeverhalten, Handlungsaufschub oder eine Erledigungsblockade. Es bezeichnet das Verhalten, notwendige, aber unangenehme Arbeiten immer wieder aufzuschieben anstatt sie zu erledigen.

Psychoanalytische Psychotherapie. Der Begriff bedeutet »Enträtselung / Zerlegung der Seele«. Er bezieht sich auf die psychologische Theorie, die von Sigmund Freud (um 1890) begründet wurde. Sie bildet ein Beschreibungs- und Erklärungsmodell der menschlichen Psyche und leitet daraus Behandlungen innerer und zwischenmenschlicher Konflikte ab. Aus der Psychoanalyse heraus haben sich später die verschiedenen Therapieschulen entwickelt.

Psychoedukation. Bedeutet Schulung der Betroffenen über verschiedene psychische Aspekte. Ziel ist, die Störung und die Behandlung besser zu verstehen und dadurch besser mit ihr umgehen zu können. Zudem werden meist Möglichkeiten zur Selbsthilfe vorgestellt.

Psychologischer Psychotherapeut / Psychologische Psychotherapeutin. Psychologische Psychotherapeuten und -therapeutinnen sind Psychologen (Diplom-Psychologen, Psychologinnen mit Master-Abschluss), die nach dem Abschluss des Psychologiestudiums eine Weiterbildung in Psychotherapie abgeschlossen und somit die Berechtigung zur Eröffnung einer eigenen psychotherapeutischen Praxis erworben haben.

Schlafapnoesyndrom. Nächtliche Atemaussetzer bzw. kurze Atemstillstände, die zu einer Veränderung der Schlafqualität führen. Als Folge treten unter anderem Durchschlafstörungen, ausgeprägte Tagesmüdigkeit, Schläfrigkeit am Tag, Kopfschmerzen beim Erwachen, Konzentrationsstörungen und depressive Verstimmungen auf.

Serotonin. Serotonin ist ein Hormon und → Neurotransmitter. Es kommt unter anderem im Zentralnervensystem, Darmnervensystem, Herz-Kreislauf-System und im Blut vor. Es reguliert u. a. die Blutgefäße, wirkt sich auf die Magen-Darm-Tätigkeit und die Signalübertragung im Zentralnervensystem aus.

Stimulanzien. Stimulanzien sind Substanzen, die die Funktionen des zentralen Nervensystems (ZNS) anregen. Sie können die Aufmerksamkeit, das Denkvermögen und die körperliche Leistungsfähigkeit erhöhen und das Gefühl von Müdigkeit und Erschöpfung reduzieren. In der Behandlung von ADHS werden insbesondere zwei Gruppen von Stimulanzien eingesetzt: → Methylphenidat, und → Amphetamine, die beide zu einer verstärkten Freisetzung der → Neurotransmitter → Dopamin und → Noradrenalin im Gehirn führen.

Systemische Psychotherapie. Die systemische Psychotherapie ist eine Form der Psychotherapie, die sich vor allem mit Beziehungen und Interaktionen in Familien, Paaren und anderen sozialen Systemen beschäftigt. Das Ziel der systemischen Psychotherapie ist es, die Verhaltensmuster und die Kommunikation innerhalb eines Systems zu verstehen und zu verändern, um dadurch Probleme zu lösen und Symptome zu reduzieren.

Tiefenpsychologisch fundierte Therapie. Die tiefenpsychologisch fundierte Therapie beruht auf den theoretischen Grundlagen der → Psychoanalytischen Psychotherapie und ihren Weiterentwicklungen. Gegenüber der klassischen psychoanalytischen Technik stützt sie sich auf eigene Regeln. In einem umgrenzten Zeitrahmen sollen umgrenzte Zielsetzungen angegangen werden. Das Wort »Tiefe« verweist sowohl auf die verborgene Tiefe des Unbewussten (unbewusste oder unverstandene Wünsche, Motive und Konflikte) als auch auf die »Tiefe der Zeit«, also die fortdauernden Einflüsse aus Kindheit und Jugend, die weiterhin auf das Individuum einwirken.

Utah-Kriterien. Die Utah-Kriterien sind spezifische Merkmale und Kriterien von ADHS im Erwachsenenalter. Neben den klassischen Merkmalen Aufmerksamkeitsstörung und Hyperaktivität sind dies Affektlabilität, desorganisiertes Verhalten und die Störung der Affektkontrolle. Die Utah-Kriterien wurden 1995 von Paul Wender definiert, einem der Pioniere der Beschreibung und Erforschung von ADHS im Erwachsenenalter, der seinerzeit an der Universität von Utah tätig war.

Verhaltenstherapie. Die Verhaltenstherapie fußt auf den Prinzipien der Lerntheorie. Im Therapiegeschehen wird versucht herauszufiltern, welche Lernmechanismen und welche Bedingungen zu einem bestimmten Verhalten geführt haben und immer noch führen. Zudem wird nach den aufrechterhaltenden Bedingungen gesucht, die eine Verhaltensweise stabilisieren. Das heißt, es wird gemeinsam versucht herauszufinden, welche Faktoren das Wiederauftreten eines Verhaltens begünstigen. Im weiteren Verlauf wird ein neues Verhalten ausgewählt und eingeübt.

Zwillingsstudien. Werden zur Erfassung der Erblichkeitsrate oder → Heratibilität von Merkmalen und Erkrankungen durchgeführt. Eineiige Zwillinge besitzen beispielsweise die gleichen Gene, während zweieiige Zwillinge nur die Hälfte ihrer Gene teilen, beide Paare haben aber in der Regel die gleiche Umwelt. Wenn eineiige Zwillinge dann höhere Übereinstimmungen oder → Konkordanzraten aufweisen als zweieiige, kann man daraus die Erblichkeit berechnen.

Lösungen

Arbeitsblatt 1 Zahlen finden 1

~~444~~	647	531	579	**333**	978	**222**	337	577	**888**
564	543	449	**666**	996	**444**	231	234	123	789
562	**111**	456	978	459	125	**888**	796	**777**	**222**
498	559	771	669	335	848	452	453	338	452
999	**000**	456	231	057	546	328	125	345	**444**
222	**999**	**555**	334	224	883	465	995	485	378
668	459	124	153	**888**	**666**	456	448	428	448
242	897	334	671	428	399	775	667	334	228
666	**777**	**555**	**333**	278	275	458	321	778	448
428	678	426	754	628	314	681	324	225	115
997	557	**444**	**888**	667	035	455	456	237	**555**
438	451	**222**	486	543	445	**999**	475	**555**	383
444	768	878	887	**333**	886	123	**666**	984	849
883	469	995	485	378	668	459	124	153	**888**
771	663	335	848	452	453	338	452	**999**	**000**
275	458	321	774	448	**777**	678	426	754	628
999	475	525	383	**444**	768	878	887	**333**	886
376	668	459	124	153	883	**666**	456	448	428
579	**333**	978	**222**	337	577	898	564	534	449
557	474	**888**	667	035	455	546	237	**555**	438

Arbeitsblatt 2 Muster finden

POU	KLZ	KKK	LZG	ELL	LHU	TGH	NBB	PIS	SSZ	JDR	SET
OOO	KFT	JFR	JZR	DTJ	JJF	BDR	EEB	OED	EVA	SOS	KLM
AAV	KPB	BBM	MUT	TUT	GUT	TTH	NHB	HAI	OYC	OCD	BUN
PVH	SBW	WWW	LMC	YXZ	GOD	EEK	WOU	LLE	EEQ	JUS	DEN
VBM	BPE	EMS	PDM	PMS	GET	LEN	PAX	BQD	OPP	PWN	IWV
KPP	PUS	SST	FTT	TFI	EWL	ZEE	YCU	ULR	RRN	WMI	BAN
CEP	LUE	EEF	SNE	WLE	ETP	OUI	YBO	PPP	LEN	QUA	PVU
KFP	BUH	WUT	KNI	XIE	ETE	BTH	YOP	KGH	HHH	EHF	THN
JEN	EHI	LWN	ENY	LLL	KEN	LIL	UZT	LEK	ZEG	EFF	FEK
BBB	KEN	NNE	LEB	AYX	XXO	EBJ	ZIQ	LIW	MBZ	EPP	PET
WBU	FUZ	NJK	KXE	LOT	PMN	NNI	OHH	HBV	BVB	MXV	YEN
EBL	LGE	LGU	MMI	ASD	DDT	LHE	NNN	UIO	BNC	MUI	MAU
HEU	LOS	AAA	MIH	LAN	LUM	PIE	MGU	UUR	TEM	MMI	LAN
KAK	LBU	AIM	MUH	NYU	NYC	UCL	AEG	GGT	MEN	UTT	TUK

Arbeitsblatt 3 Wörter suchen

VOGEL	VEOLEGKVOGECKVWOGELWINVOGLMKEOCVOGEILOGELVOGELRAUO
APFEL	PARFELNKIALPFELAPFILSEUNWOAFPELMOWNAPFELEIWAPNOEIPELLN
FESTE	FERSTEAPFESTIERPVESTEOFEISTEFESTEIFRESTEIEACVETSERTIFESEVJ
RANKE	AKEMERAHNKEANKERANKENWTANKEDANKERANKESRANKTESTANKI
PREIS	IPREIDTBPREISMEISEOTREISVBPRIESTEISPREYSPRISEPREISERIESPEUIP
PRESSE	PEPBRESSEMESSEREWRESSEMIPREISSETRESSEFPRESSEITPRESSEILEXP

Arbeitsblatt 4 Zahlen suchen

8579 897567981689758916746857**8579**16789851978612859756298798597385 73

6389 63548913324896345746**6389**451176398457413689479363789467**6389**41237

67435 678352678678439753456754**67435**987463456743967852376435674972 64

91586 91486448915897532149158714629185679**1586**1958697586746918561936 5

13546 135486954613548978554**613546**789547123541345687546135497561345 64

654873 654231879**654873**654387213765487934565437839513248**654873**81458765

210877 648721877657312087743542**10877**613785421097753146270877567**210877**

191249 191294531789181249678**191249**437894134191248617612419214937191 24

Arbeitsblatt 5 Zahlen finden 2

594	543	447	666	365	869
996	444	271	264	583	976
891	143	789	562	555	598
888	796	777	222	852	339
498	559	771	669	778	429
335	848	472	453	569	759
426	931	057	243	156	576
328	295	545	444	965	358
222	999	555	334	548	357
485	378	665	454	246	398
124	158	883	646	943	684
456	448	428	448	888	573
448	399	775	763	483	111
334	328	666	777	558	475
555	333	278	257	642	357
428	618	426	754	222	257
628	314	681	354	172	857
225	115	997	557	855	666
444	888	667	035	583	458
455	456	237	555	858	943
438	451	427	486	895	494

Arbeitsblatt 13 Scheinwerfer-Übung

LAUBE	TAUSELAVBELAUPEMLAUBIELAUHBELSLEUBESELAUBEMYLAUBILAUTEBELI
BIRNE	IBIENEPIRNEINREBIRNIEBIRINARBERNEVLEICVBIRENBIRNEAPCLBNREBIRNE
NUDEL	NUIDELRUDELIGELTMUTELOPVNUDALSNEDELNUTELVASNUDELEINURPODLI
LEITER	ZEITELEITIERLNLEITEUHEITERLEITUNEPWJNLEITIERILEITERLNLEITERMIETE
REITER	RITTERLEITERPNETERIETEREPEITEREITERIETTESEPEITEREITHOITREITEIROK

5987	5932498528795325981348998723587965255987231579518598715981469343127951794
06187	0687157832150618514061973254606758160678145324870618745401876113786510618
74426	7442896513775568244674426798541374242974428744265974431578276332144897764
24865	2486789562456874865234658789452486478924865798565845682482836448652247953
231764	2315879451231784654553217642317654872375423176456823716423167423767567894
689123	6891275687463256897123689128547689126754768972368912346812398612347894689

Arbeitsblatt 14 Buchstaben suchen

»l« 4, 9, 16, 20
»J« 6, 12, 16, 20

Arbeitsblatt 15 Wörtersuche – Garten

Baum, Gras, Moos, Beet, Busch
Tulpe, Primel, Osterglocke
Rechen, Rasenmäher

Arbeitsblatt 17 Buchstabensalat 1

runter ↓, dann rechts →, rechts unten ↘

NARR, WALDMEISTER, IRRE, ZITRONEN, GUETER, ANHALTERIN, LESEN, ZUCKER, ALARM, AMEISENBAER, RITTER, NUMMER, EHE, LENKER, FLUTLICHT, TOMATE, RADIO, LEITER, UMZUG, WINDLICHTER

N A B C D E F G H E I J U G R
W A L D M E I S T E R Z J U K
V B R Y W T T Z I T R O N E N
T L R R D L R U S B E M O T P
A A E T C E G C W V F L H E I
N L A S F G E K A Y D C A R E
H T A M E I S E N B A E R P N
A G E R Q N D R H V N K I M U
L B E F M K F D N R H I T L M
T D S A W S T H E R L B T I M
E F R J E Z T L E D E Q E H E
R K A H R U O U H I D V R R R
I M D K G B M K F L A Y X G S
N O I L O M A J L E N K E R C
L P O N K M T M U S S I O N F
B L K H J L E I T E R H R W G
V C O R E R N U L H U Z U D G
E D F Z E W B H I O O S M S T
S O R E M L J S C H E I Z R S
W U K T U E R T H K J U U T X
W I N D L I C H T E R G G B G

Arbeitsblatt 18 Buchstabensalat 2
hoch ↑, links ←, rechts oben ↗

JOGHURT, NEHMEN, QUER, EDEL, AMOR, LUNTE, GURT, WURZEL, NORDEN, NADEL, LADEN, KNETE, UHR, POKAL, ECKE, MURREN, GELD, BLECH, VOLT

N	A	B	C	D	T	R	U	H	G	O	J	U	R	R
W	A	L	D	N	E	I	S	T	E	R	Z	J	U	K
V	B	R	E	W	D	T	N	E	D	R	O	N	E	N
T	L	D	R	D	L	R	U	S	B	E	M	O	T	P
A	A	E	T	C	E	G	C	W	V	F	L	H	E	I
L	A	A	S	F	G	E	K	A	Y	D	C	T	R	E
H	T	A	N	E	M	H	E	N	B	A	E	R	P	N
A	R	E	U	Q	N	D	R	H	V	N	K	I	M	U
L	B	E	F	M	K	O	D	N	K	H	I	T	L	T
T	D	S	A	W	S	T	H	E	R	L	B	T	L	M
E	L	R	J	E	Z	T	L	E	D	E	Q	O	H	E
R	A	A	R	H	U	O	U	E	I	D	V	R	R	R
I	K	D	K	G	B	M	K	P	L	A	Y	N	G	S
N	O	I	R	O	M	A	J	L	E	N	K	E	R	C
L	P	O	E	K	M	T	M	U	S	S	I	R	N	F
B	L	K	H	J	L	E	I	T	E	R	H	R	W	G
V	C	O	R	E	T	N	U	L	L	U	Z	U	D	G
E	D	F	Z	E	W	B	H	I	O	O	S	M	S	T
S	O	R	E	M	L	J	S	C	H	E	I	Z	R	S
W	U	K	T	U	E	R	T	H	K	J	U	U	T	X
W	A	H	C	E	L	B	A	R	E	R	G	G	B	G

Arbeitsblatt 19 Wo geht es lang? – Städte in Deutschland
Nach links: Lübeck, Hamburg, Bremen, Düsseldorf, Berlin
Nach rechts: Mannheim, München, Stuttgart, Nürnberg, Freiburg

Arbeitsblatt 32 Alphabetisieren mit Stadt – Landstrich – Fluss

Bei dieser Aufgabe gibt es nicht eine richtige Antwort. Alles ist richtig, was den vorgegebenen Anfangsbuchstaben hat und die Kategorie erfüllt.

Städte

(1) Frankfurt
(2) Köln
(3) Berlin
(4) Hamburg
(5) Dortmund
(6) Regensburg
(7) Gießen
(8) München
(9) Nürnberg
(10) Saarbrücken
(11) Heidelberg
(12) Mannheim
(13) Chemnitz
(14) Würzburg

Landstriche

(1) Westerwald
(2) Schwarzwald
(3) Rheingau
(4) Hunsrück
(5) Breisgau
(6) Heide

Flüsse

(1) Rhein
(2) Main
(3) Saale
(4) Ems
(5) Oder
(6) Elbe
(7) Donau
(8) Weser
(9) Lahn
(10) Neckar

Arbeitsblatt 34 Weltreise

Eiffelturm	Paris
Hagia Sophia	Istanbul
Petersdom	Rom
Big Ben	London
Brandenburger Tor	Berlin
Prado	Madrid
Holstentor	Lübeck
Rialtobrücke	Venedig
Empire State Building	New York
Golden Gate Bridge	San Francisco
Akropolis	Athen
Schloss Sanssouci	Potsdam
Paulskirche	Frankfurt
Walk of fame	Los Angeles

Arbeitsblatt 35 Deutschlandtour

Niedersachsen
Bremen
Hamburg
Schleswig-Holstein
Mecklenburg-Vorpommern
Brandenburg
Berlin
Sachsen-Anhalt
Sachsen
Thüringen
Hessen
Nordrhein-Westfalen
Rheinland-Pfalz
Saarland
Baden-Württemberg
Bayern

Arbeitsblatt 36 Wiedererkennen

Automarken
Toyota – Mercedes Benz – Honda – Ferrari – Mazda – Opel – Golf – Ford – Audi – BMW – Skoda – Kadett

Klassische Komponisten
Mozart – Schubert – Strauß – Chopin – Grönemeyer – Schumann – Beethoven – Bach – Bohlen – Grieg

Bands
Coldplay – Silbermond – Jonas Kaufmann – Die Ärzte – Green Day – Lady Gaga – Linkin Park – Metallica – Beatles

Hauptstädte
Moskau – Sydney – Tokio – Stockholm – Algier – Wellington – Paris – Lissabon – Athen – Peking – Neu Delhi – Caracas – London – Nairobi – Washington – Bonn – Lima – Madrid – Helsinki – Kairo – Reykjavik

US-Bundesstaaten
Kalifornien – Washington – Hawaii – Montana – Wisconsin – Kanada – Mississippi – Oklahoma – Nevada – Indiana – New York – Colorado – Arizona – Florida – Kentucky – Los Angeles – New Jersey – Ohio – Utah

Städte in Großbritannien
Sydney – London – Oxford – Dover – Dublin – Liverpool – Cardiff – Warwick – Calais – Bristol – Edinburgh

Fußballvereine
Borussia Dortmund – Mainz 05 – Frankfurt Lions – Werder Bremen – 1. FC Köln – Bayer Leverkusen – Alemannia Aachen – THW Kiel – Eintracht Frankfurt – FC Bayern München – Schalke 04 – TSG Hoffenheim

Verzeichnis der Arbeitsblätter

Literatur zum Nachlesen

Arbeitsgemeinschaft der Wissenschaftlichen Medizinischen Fachgesellschaften e. V. (Hrsg.). S3-Leitlinie ADHS bei Kindern, Jugendlichen und Erwachsenen. Registernummer 028 – 045. https://register.awmf.org/de/leitlinien/detail/028-045 [05.01.2023].

Arns, M., de Ridder, S., Strehl, U., Breteler, M. & Coenen, A. (2009). Efficacy of neurofeedback treatment in ADHD: the effects on inattention, impulsivity and hyperactivity: a meta-analysis. Clinical EEG and Neuroscience, 40, 180–189.

Baer, N. (2011). Gruppentherapie der adulten ADHS am Beispiel des Trainings für ADS im Erwachsenenalter. Psychotherapie im Dialog, 3, 208–211.

Baer, N. & Kirsch, P. (2010). Training bei ADS im Erwachsenenalter TADSE. Weinheim: Beltz.

Barkley, R. A. (2017). Das große Handbuch für Erwachsene mit ADHS (2. Aufl.). Göttingen: Hogrefe.

D'Amelio, R., Retz, W., Philipsen, A. & Rösler, M. (2009). Psychoedukation und Coaching ADHS im Erwachsenenalter. Manual zur Leitung von Patienten- und Angehörigengruppen. München: Urban & Fischer.

Davidson, M. A. (2008). ADHD in Adults. Journal of Attention Disorders, 11 (6), 628–641.

Ebert, D., Krause, J. & Roth-Sackenheim, C. (2003). ADHS im Erwachsenenalter – Leitlinien auf der Basis eines Expertenkonsensus mit Unterstützung der DGPPN. Der Nervenarzt, 74, 939–946.

Faraone, S. V. & Larsson, H. (2019). Genetics of attention deficit hyperactivity disorder. Molecular Psychiatry, 24 (4), 562–575.

Faraone, S. V., Asherson, P., Banaschewski, T., Biederman, J., Buitelaar, J. K., Ramos-Quiroga, J. A., Rohde, L. A., Sonuga-Barke, E. J.S., Tannock, R. & Franke, B. (2015). Attention-deficit/hyperactivity disorder. Nature Reviews Disease Primers, 1 (1), Art. 1.

Faraone, S. V.P., Spencer, T. M.D., Aleardi, M., Pagano, C. & Biederman, J. M.D. (2004). Meta-Analysis of the Efficacy of Methylphenidate for Treating Adult Attention-Deficit/Hyperactivity Disorder. Journal of Clinical Psychopharmacology, 24, 24–29.

Fridman, M., Hodgkins, P. S., Kahle, J. S. & Erder, M. H. (2015). Predicted effect size of lisdexamfetamine treatment of attention deficit/hyperactivity disorder (ADHD) in European adults:

Estimates based on indirect analysis using a systematic review and meta-regression analysis. European Psychiatry, 30 (4), 521–527.

Hesslinger, B., Philipsen, A. & Richter, H. (2004). Psychotherapie der ADHS im Erwachsenenalter. Göttingen: Hogrefe.

Katzman, M.A., Bilkey, T.S., Chokka, P.R., Fallu, A. & Klassen, L.J. (2017). Adult ADHD and comorbid disorders: Clinical implications of a dimensional approach. BMC Psychiatry, 17 (1), 302.

Kirsch, P. & Haible-Baer, N. (2021). Therapie-Tools ADHS im Erwachsenenalter. Weinheim: Beltz.

Krause, J. & Krause, K.-H. (2018). ADHS im Erwachsenenalter: Symptome, Differentialdiagnose, Therapie. Stuttgart: Schattauer.

Lambez, B., Harwood-Gross, A., Golumbic, E.Z. & Rassovsky, Y. (2020). Non-pharmacological interventions for cognitive difficulties in ADHD: A systematic review and meta-analysis. Journal of Psychiatric Research, 120, 40–55.

Lauth, G.W. & Minsel, W.-R. (2009). ADHS bei Erwachsenen Diagnostik und Behandlung von Aufmerksamkeits-/Hyperaktivitätsstörungen. Göttingen: Hogrefe.

Lehmkuhl, G., Poustka, F. & Schmidt, M.H. (2007). Behandlung von ADHS mit Atomoxetin. Monatsschrift Kinderheilkunde, 155, 645–648.

Ludolph, A. & Plener, P.L. (2011). Sport als Therapiebaustein in der Behandlung der Aufmerksamkeitsdefizit-/Hyperaktivitätsstörung (ADHS). Psychotherapie im Dialog, 3, 221–223.

Michelson, D., Adler, L., Spencer, T., Reimherr, F.W., West, S.A., Allen, A.J., Kelsey, D., Wernicke, J., Dietrich, A. & Milton, D. (2003). Atomoxetine in adults with ADHD: two randomized, placebo-controlled studies. Biological Psychiatry, 53, 112–120.

Michielsen, M., Semeijn, E., Comijs, H.C., Ven, P. van de, Beekman, A.T.F., Deeg, D.J.H., & Kooij, J.J.S. (2012). Prevalence of attention-deficit hyperactivity disorder in older adults in the Netherlands. The British Journal of Psychiatry, 201 (4), 298–305.

Neuhaus, C. (2009). ADHS bei Kindern, Jugendlichen und Erwachsenen: Symptome, Ursachen, Diagnose und Behandlung. Stuttgart: Kohlhammer.

Rösler, M., Retz-Junginger, P., Retz, W. & Stieglitz, R.-D. (2008). HASE – Homburger ADHS-Skalen für Erwachsene. Göttingen: Hogrefe.

Ryffel-Rawak, D. (2004). ADS bei Erwachsenen. Betroffene berichten aus ihrem Leben. Bern: Huber.

Safren, S.A., Perlman, C.A., Sprich, S. & Otto, M.W. (2009). Kognitive Verhaltenstherapie der ADHS des Erwachsenenalters. Berlin: Medizinisch Wissenschaftliche Verlagsgesellschaft.

Schug, S. (2016). Therapie-Tools Achtsamkeit. Weinheim: Beltz.

Spencer, T. J., Biederman, J., Madras, B. K., Dougherty, D. D., Bonab, A. A., Livni, E., Meltzer, P. C., Martin, J., Rauch, S. & Fischman, A. J. (2007). Further Evidence of Dopamine Transporter Dysregulation in ADHD: A Controlled PET Imaging Study Using Altropane. Biological Psychiatry, 62, 1059–1061.

Stieglitz, R.-D., Nyberg, E. & Hofecker-Fallahpour, M. (2012). ADHS im Erwachsenenalter. Fortschritte der Psychotherapie, Band 47. Göttingen: Hogrefe.

Sobanski, E. (2006). Psychiatric comorbidity in adults with attention-deficit/hyperactivity disorder (ADHD). European Archives of Psychiatry and Clinical Neuroscience, 256 Suppl 1, 26–31.

Van Doren, J., Arns, M., Heinrich, H., Vollebregt, M. A., Strehl, U. & Loo, S. (2019). Sustained effects of neurofeedback in ADHD: A systematic review and meta-analysis. European Child & Adolescent Psychiatry, 28 (3), 293–305.

Vollmöller, W. & Edel, M.-A. (2005). Aufmerksamkeitsdefizit-/Aktivitätsstörung bei Erwachsenen. Berlin: Springer.

Hinweise zu den Online-Materialien

Sie können alle im Buch erwähnten Arbeitsblätter über unsere Internetseite (http://www.beltz.de) ausdrucken. Sie kommen zu den Materialien, indem Sie auf die Seite des Titels gehen, den Link zu den Materialien anklicken und dann folgendes Passwort eingeben: AFTFjh%r (Groß- und Kleinschreibung beachten). Dann können Sie die gewünschten Arbeitsmaterialien öffnen und die pdf-Dateien über die Druckfunktion des Browsers ausdrucken. Wenn Sie die Seite schließen, kommen Sie zurück zur Inhaltsübersicht.

Sachwortverzeichnis